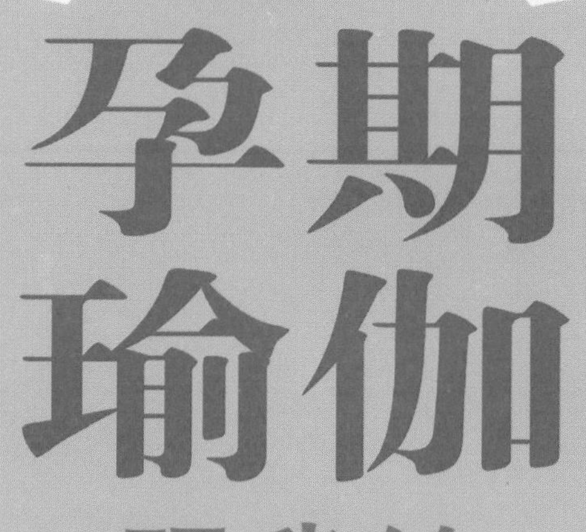

孕期瑜伽跟我练

张海超 主编

中国人口出版社
China Population Publishing House
全国百佳出版单位

目录
CONTENTS

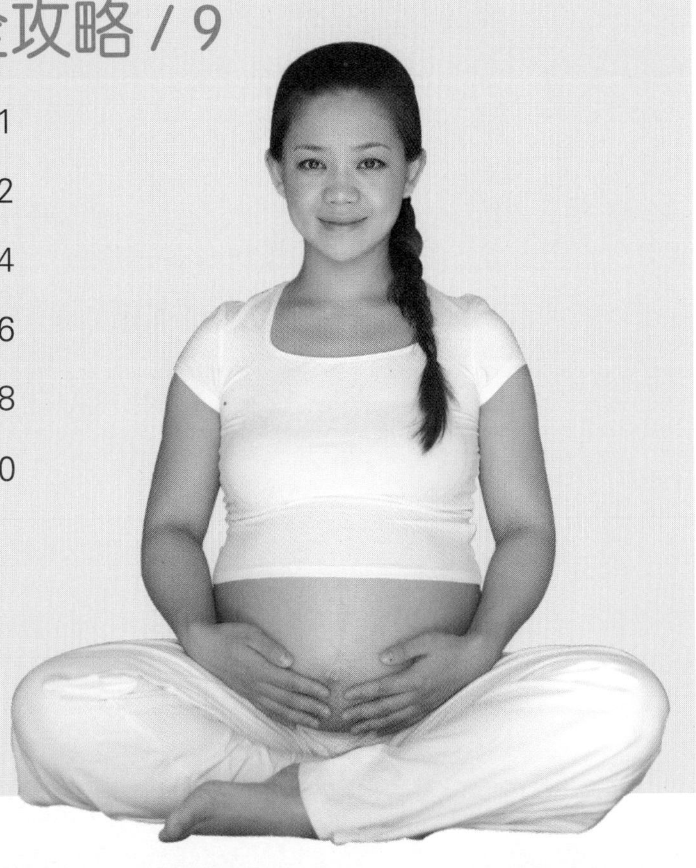

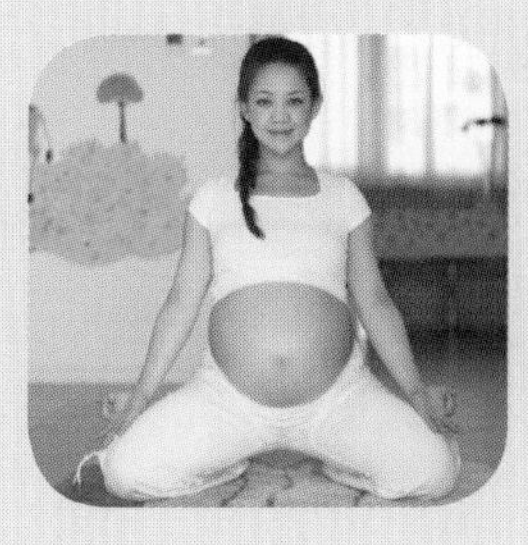
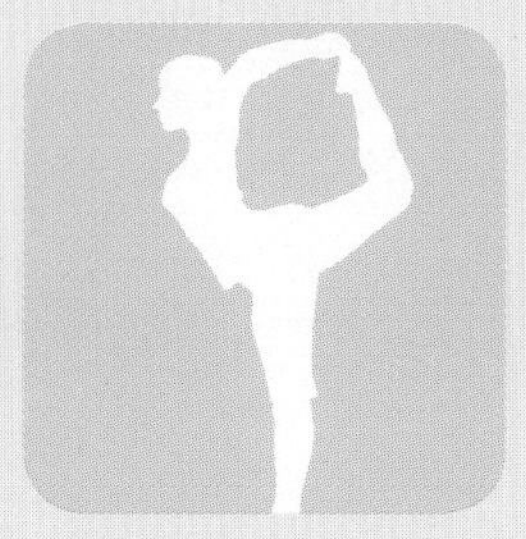
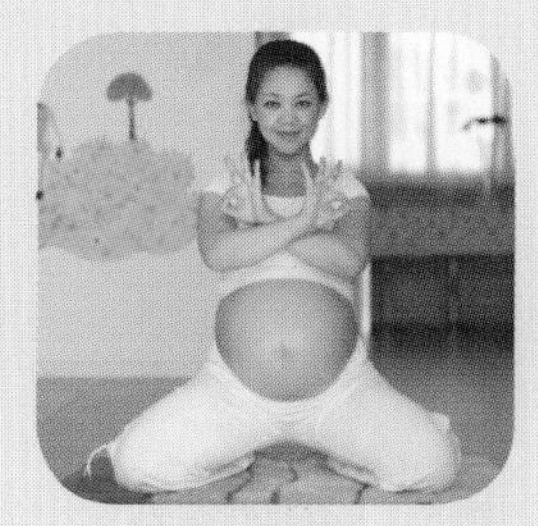

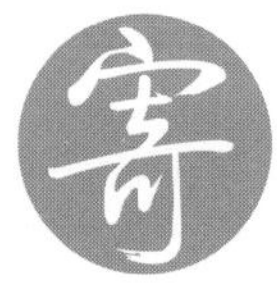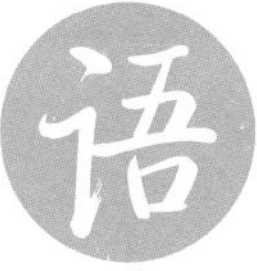

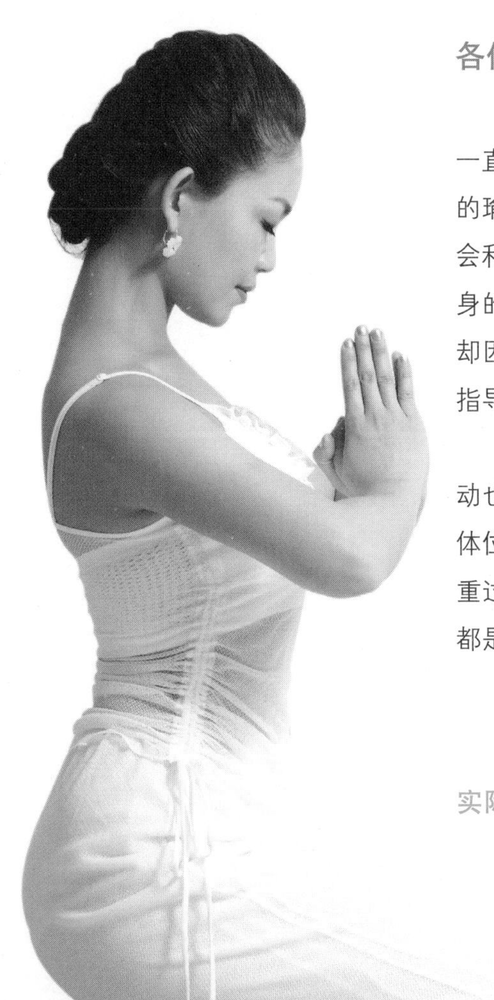

各位幸福的孕妈咪们：

大家好，我是海超。教授瑜伽课程8年来，我一直很关注孕妇瑜伽这一课题，但像这样特殊时期的瑜伽课程，也一定要在真正的孕期才有切身的体会和感受。因此在我孕育自己的宝宝期间，结合自身的实践和体会，编写了这本书。为想练习瑜伽，却因为缺乏科学指导而望而却步的孕妈咪们做实例指导。

孕期除保持规律起居及合理膳食外，适当的运动也是必要的。一周进行2~3次有选择的孕期瑜伽体位组合练习，可增强孕妈咪的身体能量，防止体重过快增长，有效促进分娩，让每位孕妈咪看起来都是轻盈灵活的孕美人。

本书中所演示的瑜伽体式，是根据孕期女性实际身体条件和体能编排的。书中将传统的瑜伽姿势适当进行调整，针对孕期需要加强能量和改善身体机能的不同阶段，进行了分组，便于不同的孕妈咪们根据自身情况选择练习。

我的提示

孕期瑜伽要以舒适、轻松、安全为主。无论孕前有无练习瑜伽的经历，练习前都务必征求医生的建议和认可。

对于那些在孕前就练习瑜伽，而且已经练习得很棒的孕妈咪，在此也要给予提醒：怀孕后，如果没有足够的把握，一定要避免过度扭转、挤压、折叠、俯卧、仰卧、后曲和倒立等体式。这些在平时看来有助于身体健康的瑜伽姿势，在孕期练习可能存在风险。

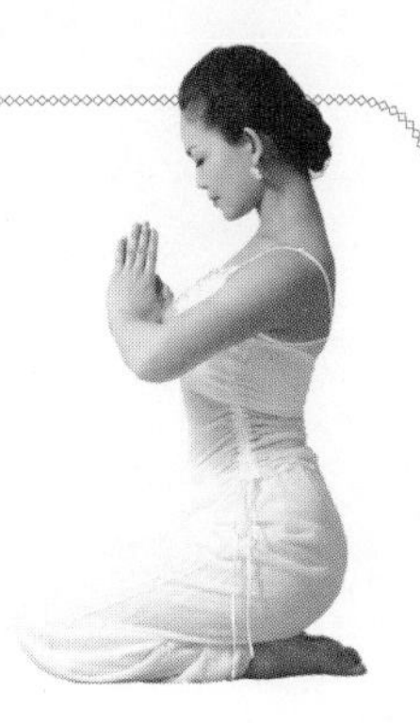

在此祝愿孕妈咪们都能够过好孕期十月，顺利分娩！

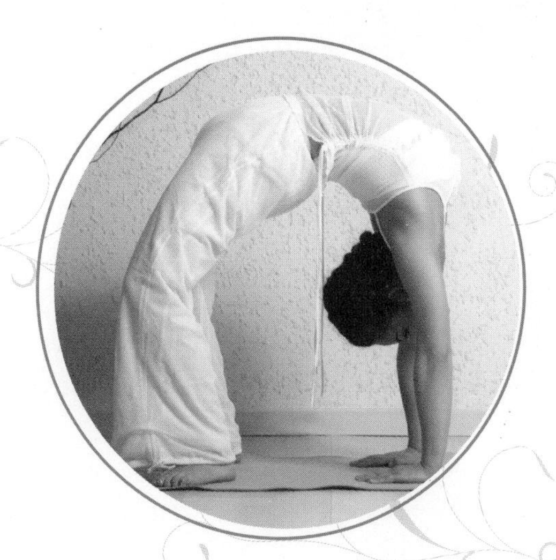

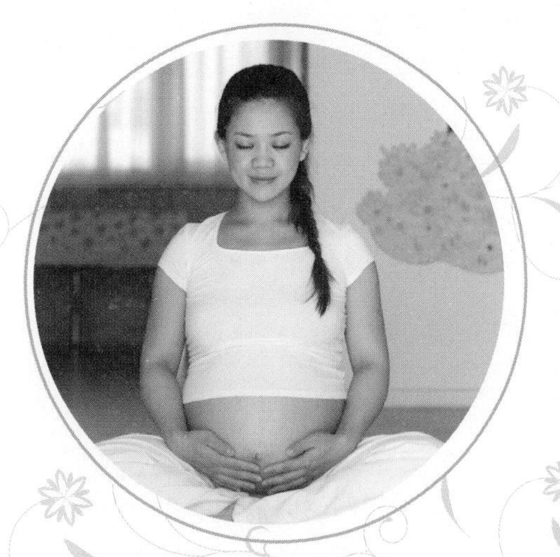

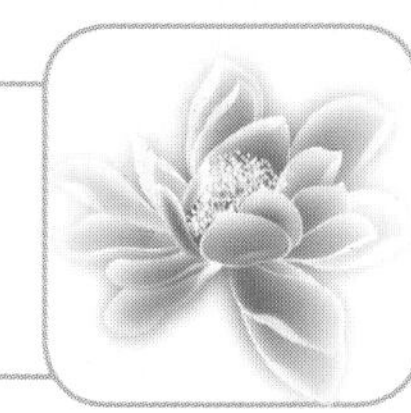

关于怀孕 Guanyu huaiyun

作为成熟的现代女性，通过优生优育的方式孕育健康、聪明又漂亮的宝贝是我们最美好的心愿。那么，在怀孕前至少三个月就应该着手进行一系列的准备了。

心理方面

从美女到辣妈在心理上可是不小的转变。当了妈咪后，教养好宝宝是我们的重要职责，当然拥有可爱又懂事的孩子更是妈妈的骄傲。所以平和、乐观、豁达的好心态是怀孕前就应该有的心理准备。

身体方面

只有身体健康的孕妈咪，才能孕育出健康、聪慧的胎宝宝。孕妈咪强健的体魄是胎宝宝健康成长的保障。在孕前一段时期，选择适合自己的运动方式，坚持锻炼。把身体调整到最佳状态，相信你所孕育的宝宝一定是最完美的。

精神方面

想晋级为妈妈的美女们，一定会有许多思想上的顾虑和精神上的紧张。担心身材走样，容貌变化，将来宝宝要面临的诸多教育和成长问题。其实大可不必担心，晋级为妈妈是女性生命新阶段的开始，成熟的心智更是事业成功的保证。放下所有的思想包袱，放松身心，完全沉浸在幸福的期待当中吧。

产后通过一定的运动和恢复，那个美丽大方，婀娜多姿的身影依然是你，相信会更美！

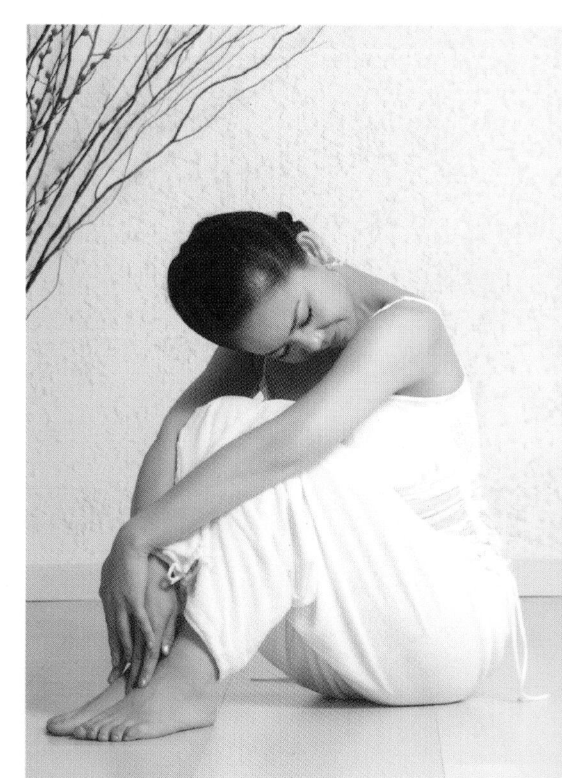

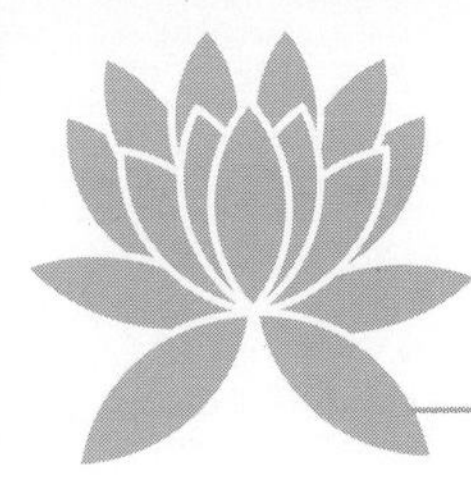

关于瑜伽

瑜伽在印度有着五千多年的文化传承历史，如今广泛传播和发展于全世界，堪称“世界的瑰宝”。这样一种集身、心、灵同修的古老强身术，得到了现代人由衷的推崇和认可。

瑜伽一词源自于古老梵文“YUJ”，后来被翻译成“YUGA”，意为“连接、统一”。通过修炼，达到身体、心理、精神同时积极提升是瑜伽最完美的境界。

经过几千年的传承和发展，根据不同人群的需要，瑜伽产生了不同分支和流派，各分支内部相互联系却又彼此独立：王瑜伽，通过冥想提升自我；哈他瑜伽，结合体位、呼吸、身体洁净于一体；八支分法瑜伽，通过体位、呼吸、冥想、放松等八个部分达到完美；智瑜伽，要求探讨哲学，勤于思考；业瑜伽，探究行为与结果的联系；爱心瑜伽，主张奉爱和虔诚。

目前全世界广泛流行的派别主要是哈他瑜伽和八支分法瑜伽。通过体位法练习，增强身体能量，促进全身骨骼、肌肉及内脏功能，改善身体内部循环；通过呼吸和清洁法练习，给身体补足养分同时排出体内毒素；通过冥想法练习，达到身、心、灵的完美结合；通过放松术练习，让整体得到真正轻松，从而积蓄更多生命能量。

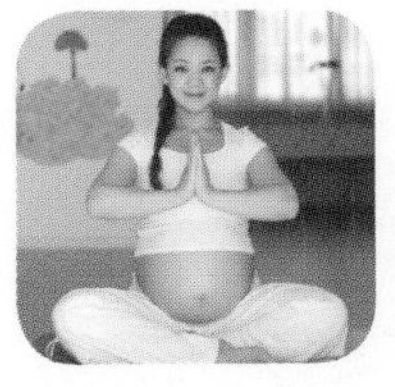

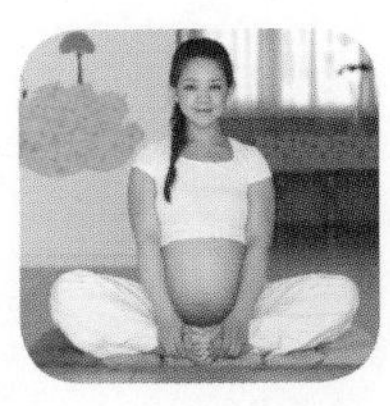
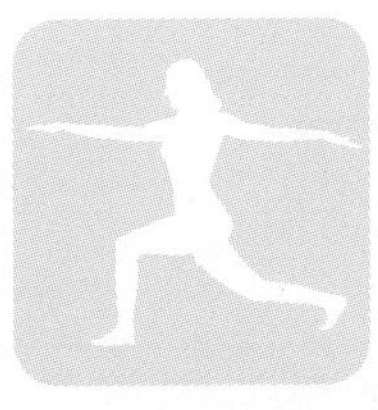
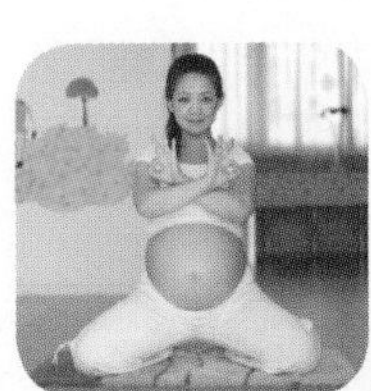

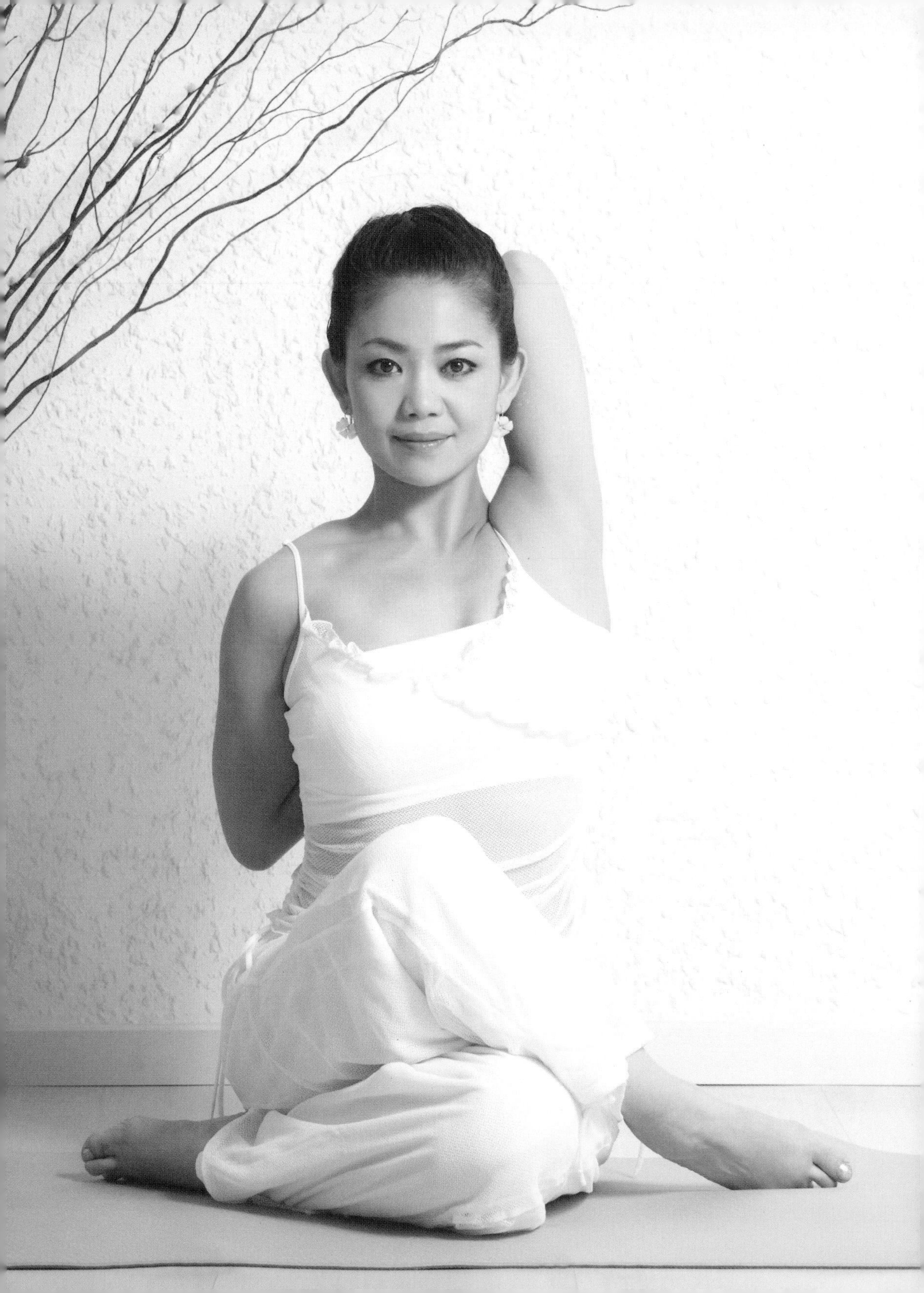

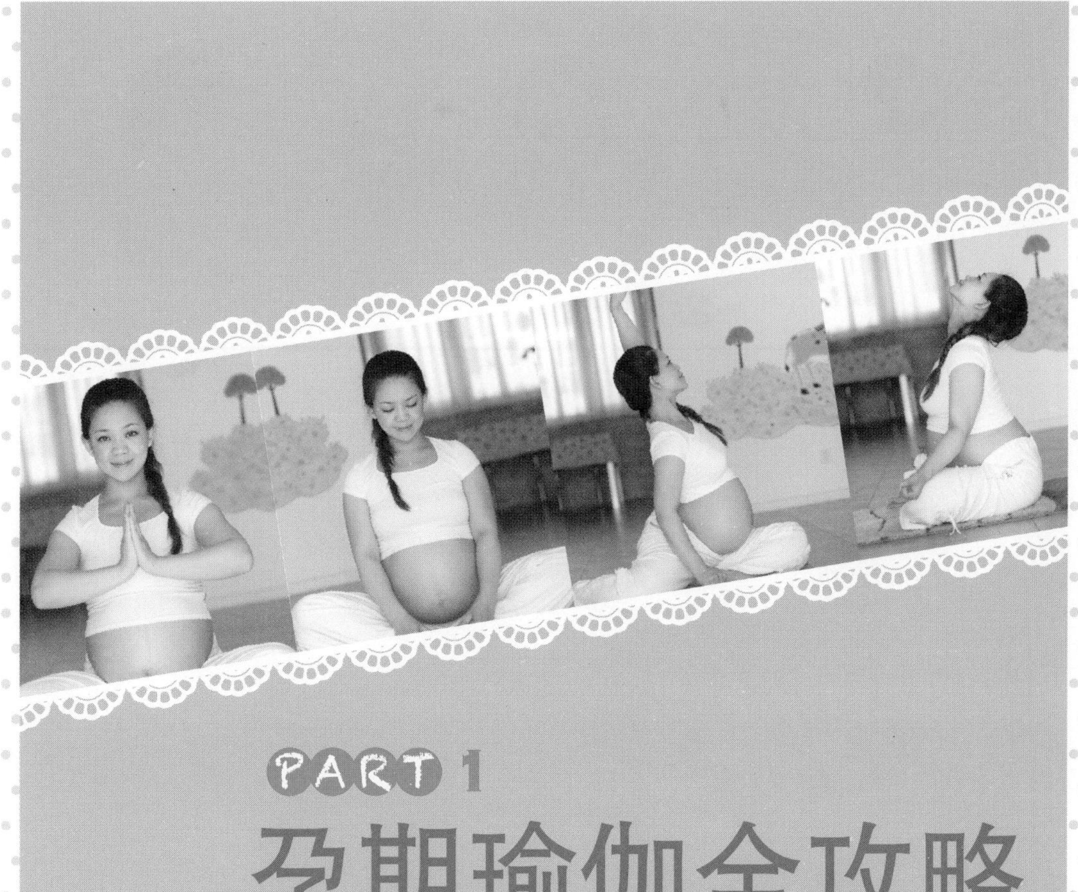

PART 1
孕期瑜伽全攻略

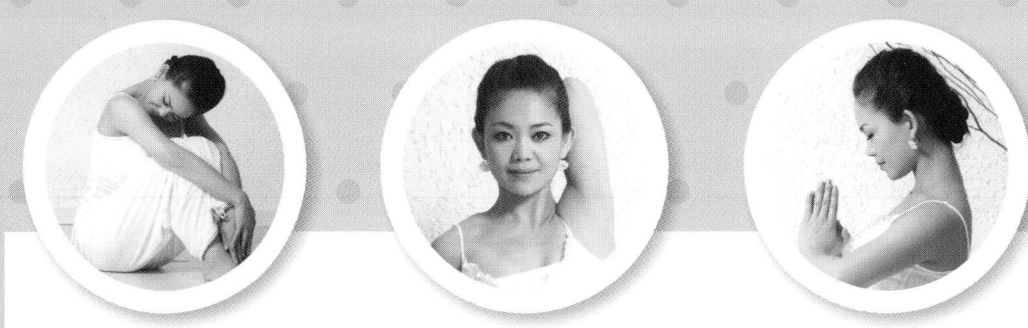

孕育生命是每位成熟女性神圣的职责，而整个孕程是艰巨且心绪多变的特殊时期。只有经历了这十个月，才能真正体会生命的神奇和可贵。 保证这一时期孕妈咪的身心健康尤为重要。瑜伽所倡导的健康范畴是由身体、心理、精神三方面紧密结合，适度温和的修炼方式，加上由内而外对整体的关注，能给准妈妈提供很好的帮助。

对于很多女性朋友来说，孕期瑜伽并不陌生，但大家更为关心的是孕妇能不能练习瑜伽？怎样练习才科学并真正受益？孕期瑜伽是以哈他瑜伽流派为基础，在传统体式上加以调整，使每个动作完全适合孕妇安全习练，对于瑜伽呼吸、冥想和放松术也有合理的选择和针对性。

怀孕后不论是继续工作还是修养在家，除了孕早期几周和临产前几周要格外小心，避免过度疲劳外，中间段时间都可进行适当练习。

本书中所选择的体式都是经过老师精心提炼和实践最终确定的，简单且安全。包括坐姿、跪姿、站姿和座椅辅助四部分，以十个组合的形式亲切呈现。让每位想练习孕期瑜伽的孕妈咪都能放心，轻松地根据自身状况选择练习。

孕期安全的瑜伽体式，增强孕妈咪体能，同时帮助保持正确坐、立、行走姿势，提高分娩自信。结合孕期瑜伽呼吸法、冥想法、放松术，让孕妈咪心绪平和，与胎宝宝亲密感应，轻松愉悦的度过整个孕程，以满心的母爱迎接宝贝的到来。

❶ 孕期瑜伽体位

怀孕后，女性身体和心理都会产生很大变化，所以能在这样特殊时期练习的瑜伽姿势一定是精心挑选、编排、科学、安全且适合孕期女性。本书中所选的瑜伽体式主要针对孕妇身体特点，促进整体肌肉伸展，增强骨骼能量、关节灵活和韧带弹性。

孕期瑜伽体式主要包括坐、跪和站姿。其中坐姿：简易坐式、束角式、开胯式；跪姿：金刚式、蛙式、猫伸展式；站姿：树式、舞蹈式、战士加三角式。还包括适合办公室和孕晚期的座椅辅助瑜伽练习。

出于安全考虑，本书舍弃了仰卧、俯卧、扭转、挤压、后屈和倒立等对于孕妇来说相对危险的体式。这些没有选择在本书内的，对健康人群适用的瑜伽体位，完全可以在产后第二月开始循序渐进练习，以促进身心和形体的恢复。

孕期科学安全的瑜伽体式练习，可以有效增大宝宝在妈咪子宫内的活动空间，促进宝贝四肢协调发展。伴随舒缓优美的音乐，让母子同时达到身心健康。

② 孕期瑜伽呼吸

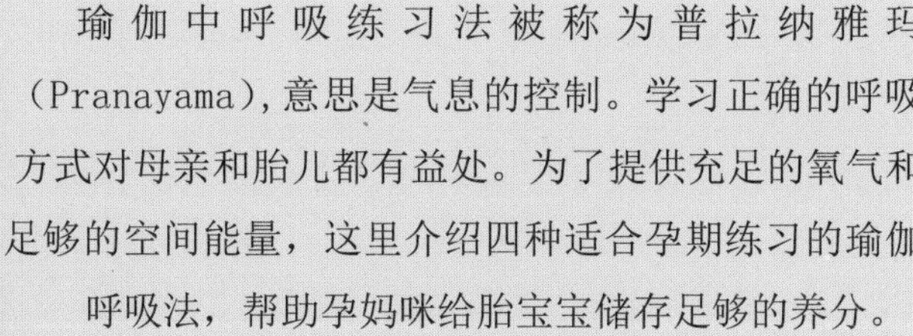

瑜伽中呼吸练习法被称为普拉纳雅玛(Pranayama),意思是气息的控制。学习正确的呼吸方式对母亲和胎儿都有益处。为了提供充足的氧气和足够的空间能量，这里介绍四种适合孕期练习的瑜伽呼吸法，帮助孕妈咪给胎宝宝储存足够的养分。

● 胸式呼吸法

在孕早期练习，起到安胎养神的作用。舒适坐姿，腰背挺拔。将两手轻扶乳房下缘两侧肋骨。缓慢深吸气，腹部保持，气息渐渐上行，充满肺部，胸廓膨胀；再缓慢呼气，气息下沉，反复几次练习。熟练后，可尝试吸气与呼气之间稍停2～3秒钟，并在呼气时带上鼻腔哼鸣。给身体增强氧气的同时更好地舒缓孕妈咪的情绪。

●腹式呼吸法

也称“婴儿式呼吸”，是人类最原始的呼吸状态，也是改善睡眠，平和心态的最佳呼吸方式。舒适坐姿，或卧姿，放松腹部。吸气时，腹部缓慢前推达极限，呼气时，腹部渐渐放松还原，反复几次练习。熟练后，可在吸气和呼气之间稍停2～3秒钟，让氧气充分在体内得到活化，深入血液，使得到的养分及时通过胎盘输送给宝宝。充足的氧气有益于胎儿脑部生长和清洁循环的血液。

●完全呼吸法

属于深度气息调整，在整个孕程中起到舒缓情绪的作用。选择舒适坐姿，腰背挺拔。先放松腹部，缓慢吸气（注意控制气息速度），腹部稍微前推，然后让气息上行，达胸腔、喉咙，直到头部，稍停后缓慢呼气，气息下沉，反复几次练习。熟练后，可在呼气时配合瑜伽OM语音冥想，让孕妈咪更好放松身心的同时构想宝宝在腹中健康成长的情景，达到母子心灵上的亲密感应。

●蒲公英呼吸法

主要以腹式呼吸为基础，是一种轻柔的呼吸方式。坚持练习，将对分娩第一产程有所帮助。舒适坐姿，腰背挺拔。腹部放松，缓慢吸气达极限，呼气时双唇微张，将气息慢慢吐出，仿佛轻轻在吹蒲公英，反复几次练习。充分达到放松目的，为迎接可爱宝宝到来做好充分的心理和生理的准备。

以上四种孕期瑜伽呼吸方式，简单而实用，适合全程十月随时随地练习。坚持一段时间，带上给宝宝美好的祝愿，培养自信的分娩心态。让孕期所有不良情绪渐渐远离，积极做个健康、快乐并依然美丽的孕妈咪。

③ 孕期瑜伽冥想

瑜伽冥想是一种能让身心变得纯净，健康的精神减压方式。特别在孕期，随着胎儿的成长，女性激素分泌旺盛，导致情绪多变。冥想可以集中注意力，关注自身和腹中可爱的宝宝，控制意识以及调节身心能力。帮助孕妈咪以平静、祥和的心态度过短暂而难忘的十个月。

瑜伽冥想有很多种方式，这里向孕妈咪推荐三种适合孕期练习的冥想法。

● 意识呼吸冥想

是瑜伽冥想的基础，坚持练习可以缓解精神和身体压力，建立良好的心理状态。要求把全部意识力放在气息上，体会在一吸一呼之间，给身心带来的变化。选择舒适坐姿，闭上眼睛。缓慢吸气，有意识的让养分充满整个身体，呼气时将体内废气和浊气一并呼出，反复练习5～10分钟。此时胎宝宝正和母亲同享着生命之气。每一次的养分输入，都是给宝贝最好的气息调整，让宝宝在孕妈咪腹中安全、健康的成长。

● OM语音冥想

OM语音是来自瑜伽世界一种神奇的力量，能够使注意力高度集中，给冥想者以灵性的提升。选择舒适坐姿，闭上眼睛。先自然呼吸，尝试双唇收拢的状态下，将喉咙打开。慢慢进入深层气息，吸气饱满，呼气时，默念O……M……语音。熟练后，渐渐发出声音，注意音量适中、音质纯美、声音稳定，保持弱、强、弱的规律。每次练习不超过10分钟。胎宝宝在母亲腹中能够听到的最敏感的声音，莫过于来自孕妈咪每次发音时声波的震动。带有磁性的瑜伽OM语音冥想，能够让宝宝更加安静，舒适地享受孕妈咪子宫内的生活环境。

● 美好环境冥想

是瑜伽中比较广泛应用的冥想方式。要求发挥最大空间的想象力，将自身处在美丽景致或画面中，让身心得到安全、舒适感，从而平静地进行自我精神引导。选择舒适坐或卧姿，闭上眼睛。平静自然的呼吸，放松脊柱，让自己慢慢进入美好环境当中。有温暖阳光的沐浴；有轻柔风儿的吹拂；有美丽鲜艳的花朵；有可爱鸟儿动听的歌唱；有大地泥土的气息……一切都是那么令人心旷神怡，宁静祥和。美好舒适的环境能够让孕妈咪和胎宝宝产生幸福感，心智平衡是孕妈咪们在这一时期需要保持的最佳心理状态。

在练习冥想法之前，建议先进行简单的瑜伽伸展体式和气吸调整。

放松身心，关注自身和可爱健康的胎宝宝，进入完美纯净的冥想世界。

❹ 孕期瑜伽放松

从知道怀孕那一刻起，女性的心绪便开始有了微妙的变化，起初的惊喜，过程的担忧，临产的焦虑。瑜伽放松术能够很好的缓解整个孕期多变、复杂的情绪，帮助孕妈咪平静并轻松愉快的度过孕期10月。

首先，选择一处舒适的位置，或坐，或仰(侧)卧。播放一段优美，舒缓的轻音乐，闭上眼睛，将意识力关注整体。

● 坐姿放松术

简易盘坐，双手智慧手印放于两膝，闭上眼睛，自然均匀地腹式呼吸。从头部开始，依次向下放松。（心中默念，语速放慢）

头皮、额头、眼睛放松……脸颊、鼻尖、双唇放松……下颌、喉咙、胸口放松……胃部、腹部、肚脐处放松……

后脑勺、两耳、颈椎放松……双肩、手臂、手指放松……背部、腰部、髋关节放松……

双腿、膝盖、脚踝放松……脚跟、脚心、脚背、脚趾放松……

开始进入简单的瑜伽冥想。仿佛置身于美丽的海滩，海的宽广、海的湛蓝，给心灵提供舒适博大的空间，来填满更多的爱给孕育中的宝宝……

●卧姿放松术

孕早期选择仰卧姿，中晚期选择侧卧姿。（睡前练习，有助于改善孕期的睡眠质量）

从双脚指开始，依次向上默念放松。脚趾、脚背、脚心、脚跟放松……脚踝、小腿、膝盖、大腿放松……臀部、胯部、腰部放松……背部、肩膀、手臂、手指放松……腹部、胃部、胸口、喉咙放松……脸颊、眉心、整个头部放松……

进入简单瑜伽冥想。仿佛仰卧在美丽的鲜花丛中，阳光温暖的照耀，风儿轻柔的吹拂，偶尔小鸟在鸣叫……大自然给人类提供了如此美丽的景色，而正在孕育新生命的你，给胎宝宝提供着更为博爱和伟大的生命源泉……

放松过程可以按照自己的习惯，或依次更详细，或依次更简略。大概十分钟左右时间。然后将两手心搓热，贴于两颊，保持几秒，促进面部血液循环。再将两掌心贴于眼皮上，保持眼球不动，促进眼周围血液循环，充分放松眼球。之后，反复进行几次蒲公英式呼吸，缓慢睁开眼睛，结束练习。

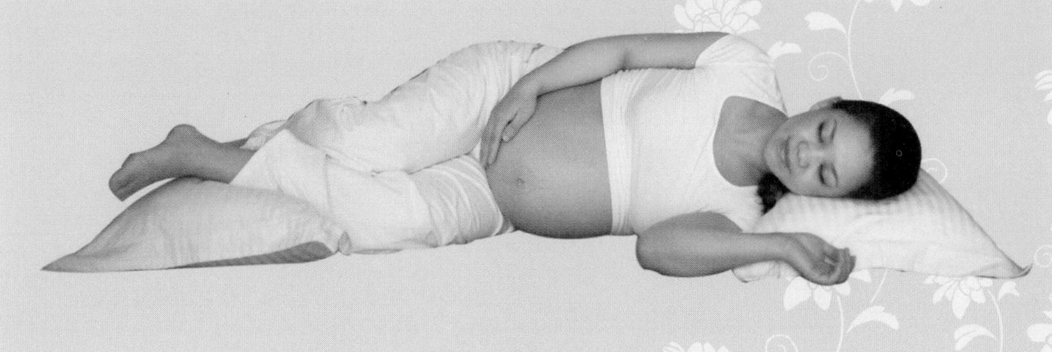

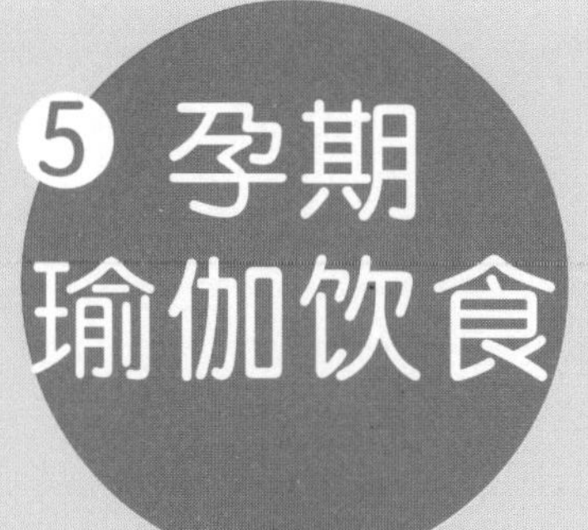

5 孕期瑜伽饮食

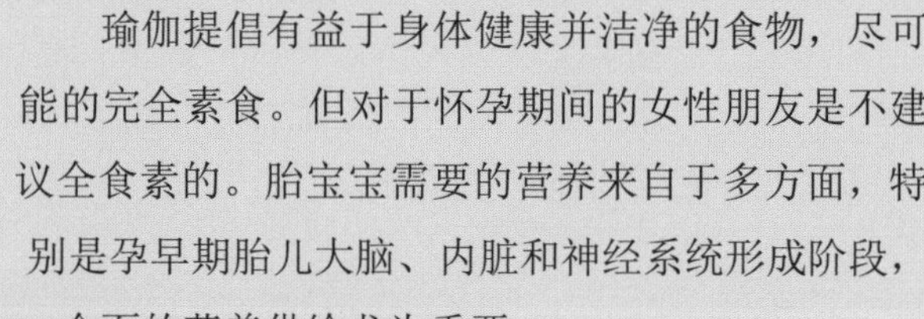

瑜伽提倡有益于身体健康并洁净的食物，尽可能的完全素食。但对于怀孕期间的女性朋友是不建议全食素的。胎宝宝需要的营养来自于多方面，特别是孕早期胎儿大脑、内脏和神经系统形成阶段，全面的营养供给尤为重要。

孕期瑜伽饮食，是以清淡为主，多方面营养为辅的原则。清淡主要指少油（食用油、酱油等）、少盐、少调料（味精、花椒、大料等），尽量接近天然方式摄取养分。多方面营养，指适当添加瘦肉、蛋类、奶制品、海产品（鱼、虾类）、坚果等。避免高热量、高糖份。

瑜伽倡导食用最自然的食物，且少食多餐的饮食方式，正是孕期所要遵从的科学饮食理念。清淡且多营养的食物，加上少食多餐，能够洁净肠胃，并减少消化负担，提供全面胎儿所需营养，防止孕妈咪过度脂肪堆积带来的健康隐患。

孕期瑜伽饮食提倡孕妇最好引用清水（矿泉水，白开水），清澈的水质能够很好的补充羊水，避免加工饮料给身体增加过多糖份，也给胎宝宝带来负担。

瑜伽科学中将食物分为三种类型：

悦性食物： 由少量调料烹饪或调配的新鲜、纯净、健康的蔬菜、水果，以及谷物、豆类等，使人身心轻松，性情平和。

惰性食物： 包括各类肉食和煎、烤、炸的食物，及加工程序繁琐的饮品，如酒、咖啡等。

变性食物： 通过各种刺激性调味品烹制而成的，如过量放盐、味精、大料等食物。

坚持孕期瑜伽清淡、合理的科学饮食方式，这一时期容易产生的色素沉淀严重、肥胖、便秘、甚至由于饮食不当引起的不良症状都不会出现，让孕妈咪们和胎宝宝同享健康。

⑥ 孕期瑜伽胎教

关于胎教，自古有之。要求妊娠妇女修身养性，心情愉快，以孕育出健康善良的胎儿。如今更加注重优生优育的现代社会，医学界已将胎教列入孕期保健的内容。

目前世界各国对胎教的研究理论和具体实施方法还有所差异，一般常用的方式有：音响刺激、抚摸刺激、对话刺激、光照刺激等。通过母体促进胎儿听觉、触觉、视觉的良好发育。激发胎儿大脑和神经系统的有益活动，使得胎儿健康成长。

孕期瑜伽胎教，借鉴了瑜伽最贴近自然的方式，利用阳光、空气和水，还有妈咪深厚的母爱和胎宝宝进行亲密接触。从孕早期开始，选择阳光明媚的空间，在美妙动听的音乐中，练习瑜伽呼吸、冥想和放松术，同时多关注腹中的胎儿。了解胎宝宝每个阶段的发育情况，想象宝宝可爱，活泼的模样，并祝福宝宝健康、快乐的成长。

当第一次胎动到来，孕妈咪真实感受到小生命的存在。这一刻起，母爱的幸福和自豪感油然而生。从现在开始，每天有意识地将两手放在腹部，轻柔抚触，感知胎宝宝，并和胎宝宝进行亲切对话。起初也许胎宝宝根本听不懂话语的含义，但孕妈咪甜美而有韵律的声波会通过腹壁传给胎儿。日复一日，随着胎宝宝的长大，会对孕妈咪逐渐熟悉，并感到安全和亲切。对话的内容不必太过复杂，有意识关注胎宝宝的存在。一方面培养女性母爱，另一方面和胎宝宝产生互动。

每天清晨起床开始，把一天简单的活动告诉宝宝。例如起床梳洗、天气情况、外出散步、晒太阳、美丽景色、可口食物等。通过抚摸让宝宝感知触觉；通过阳光让宝宝感知光线，发展视觉；通过音乐和水声让宝宝的听觉得到良好发育；通过对话让宝宝熟悉子宫外的语言世界。在练习孕期瑜伽体式时，一样把胎宝宝作为主要的关注点，让宝宝和妈咪一起健康体魄，纯净心灵。

到了孕7个月，胎儿对外界声响有了明显的回应。从这时开始，良好的胎教方式将真正影响宝宝的感知能力。不妨给宝宝起个乳名，在宝宝比较活跃的时候呼唤并亲切对话，孕妈咪会发现，这时期的胎宝宝能够回应并有特殊的举动了。或转动身体，或敲击腹壁，妈咪此时的心情复杂而感动。

进入孕晚期，胎儿已经是胖嘟嘟的了。通过前期的瑜伽胎教，此时的宝宝已经发育的健康并且聪明伶俐。最后比较艰难的时期里，一样让瑜伽呼吸、冥想和放松法来帮助吧！让优美的音乐始终陪伴在左右，保持愉快、轻松的心情，平静的等待宝宝的出生。

本书中所提倡的孕期瑜伽胎教法，是通过适当的瑜伽体式、呼吸、冥想、放松等练习，利用最自然的外部条件，给胎宝宝以最自然的关注。避免了过多人为的干预，如手电光照、推动或敲击腹部等。相信用最自然的瑜伽胎教法，是每个孕妈咪都能接受和坚持的。

PART 2

孕期瑜伽跟我练

亲切解说
亲历示范

适合全程十月练习

1. 坐姿展胸组合

功效说明：在全程10月的孕期，乳房是每位孕妈咪要重点保护的身体部位之一。除佩戴适合不同孕周的胸罩，进行正确手法按摩和注意清洁外，针对乳房紧致提升的瑜伽体位练习是更有效的方式，通过上半身的完全伸拉，将胸大肌充分展开，加速血液循环，乳腺得到一定程度刺激，对产后哺乳有所帮助。

图1

简易坐姿，两手轻放腹部，闭上眼睛，将注意力放在胎宝贝上，均匀的腹式呼吸。吸气时腹部前推，呼气时自然放松，反复3次。开始蒲公英式呼吸法，吸气时腹部缓慢前推，极限后保持2、3秒钟，然后双唇微张，将气息缓慢吐出。反复3次后恢复自然气息（怀孕后，所有在之前知道和练习过的瑜伽呼吸法，腹式呼吸和蒲公英式呼吸法让你感觉最舒适。通过反复练习，不但放松了孕妈咪的身心，更能够给胎宝宝增加氧气的输送，让宝宝和你一起感受平和）。

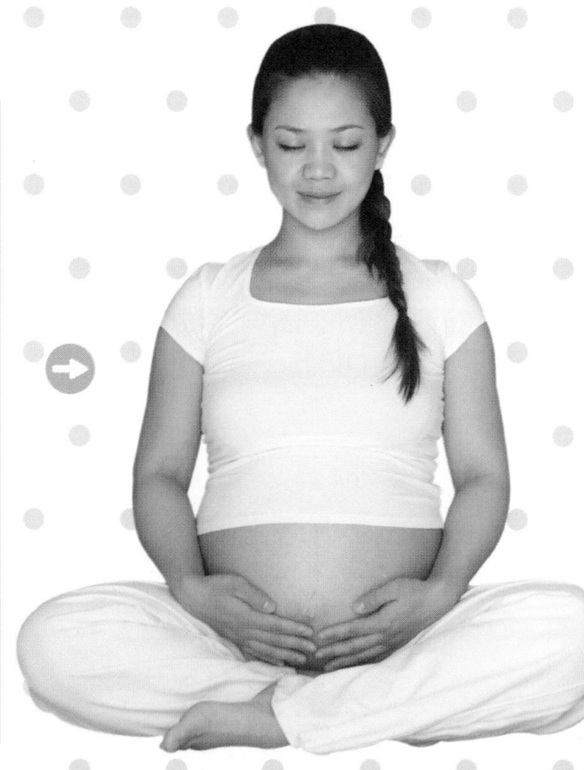

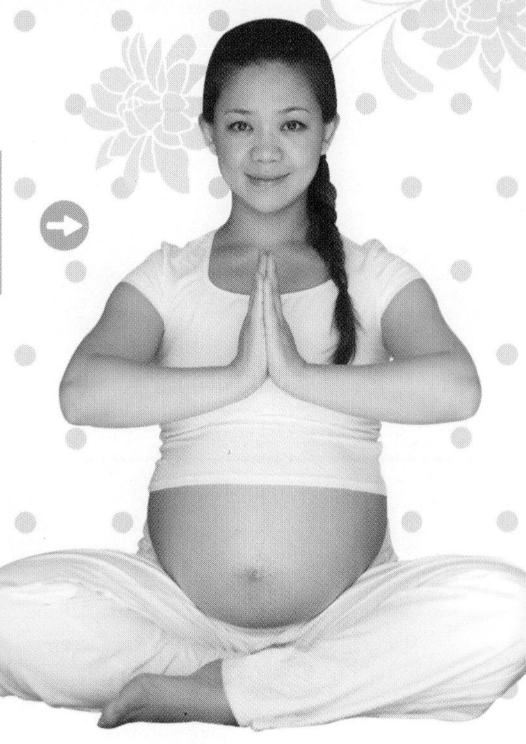

图2

双手胸前合掌，背部挺拔，眼睛平视，胯部放松。

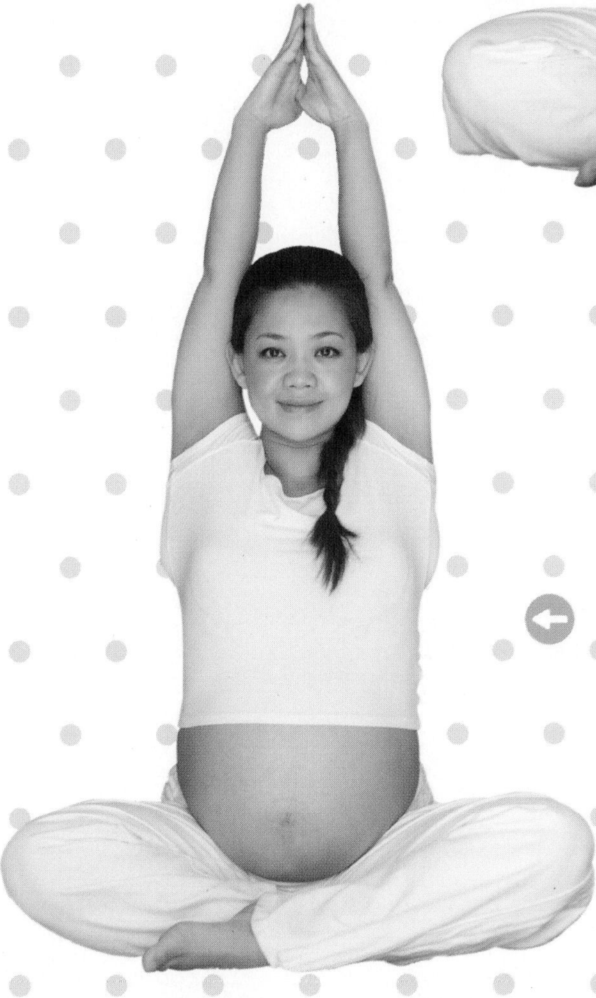

图3

指尖带动双臂缓慢向上伸展，充分牵动胸、腰及腋下肌肉组织上提，注意腹部始终放松。保持10秒左右（体会上半身舒展后，给自己带来轻盈，积极的美好感受）。

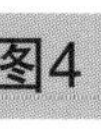

图4

缓慢将两臂两侧打开平展。由指尖带动手臂、双肩、腋下、胸部完全的舒展开来，保持10秒左右（进入瑜伽冥想，用最强有力，且温暖的怀抱迎接腹中的胎宝宝）。

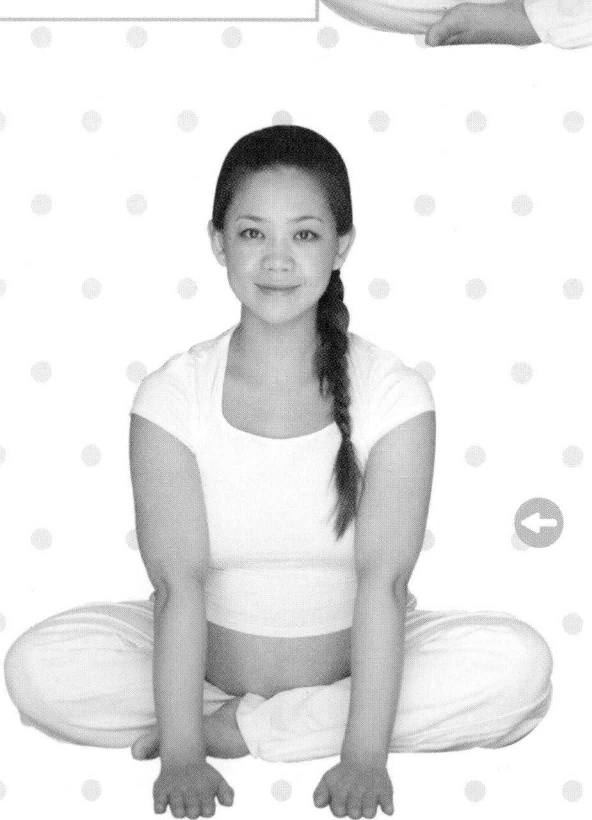

图5

双手体前扶地，充分延伸脊椎。

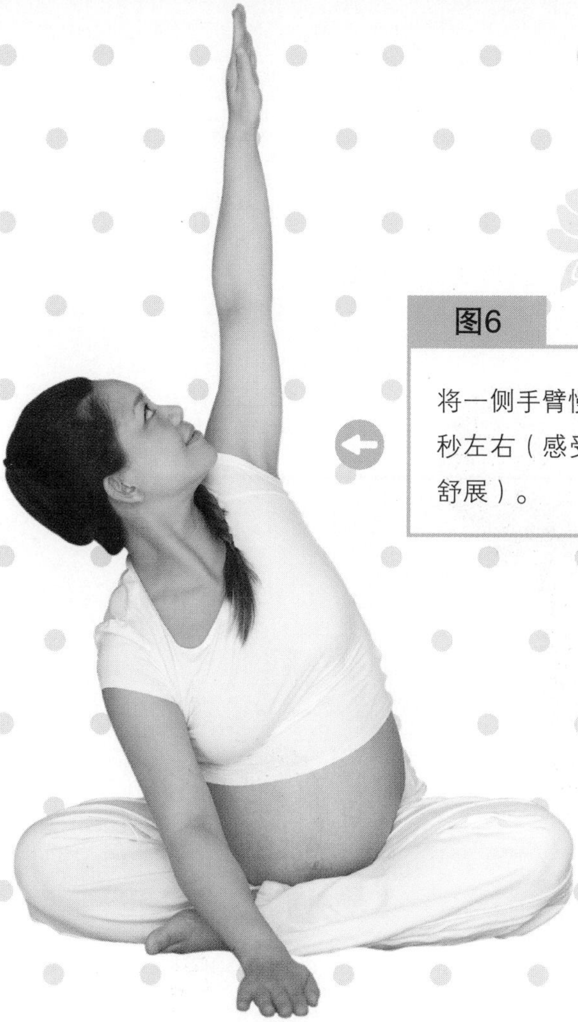

图6

将一侧手臂慢慢抬起垂直于地面，保持10秒左右（感受侧腰、胸部、腋下及手臂的舒展）。

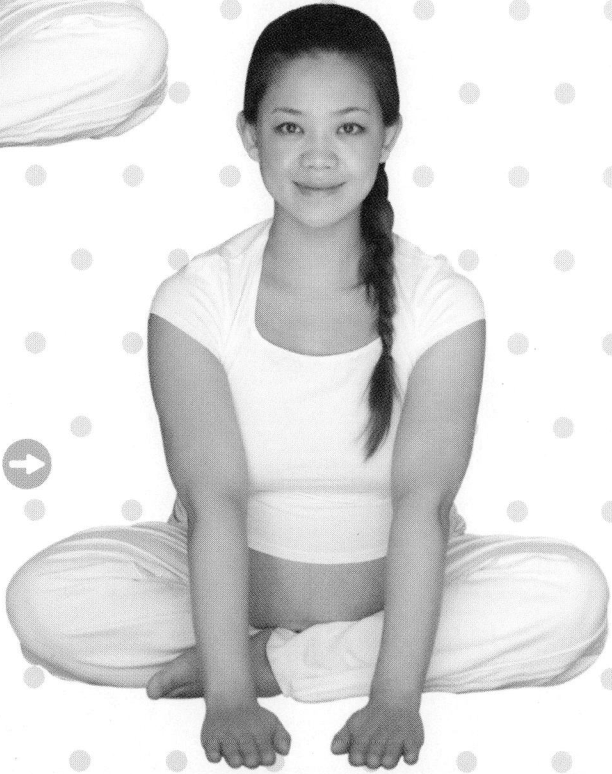

图7

返回手扶地，保持脊柱延伸。

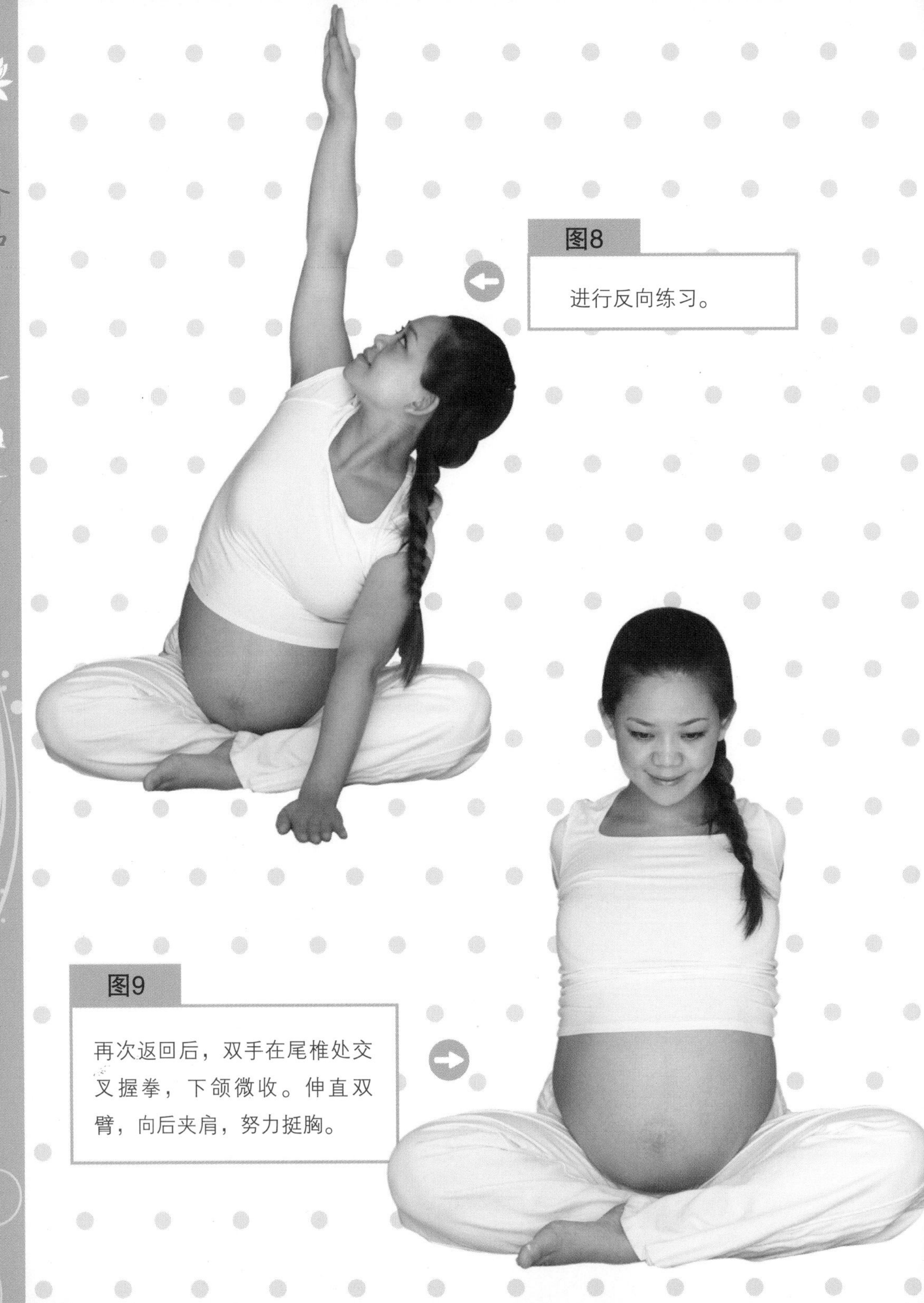

图8

进行反向练习。

图9

再次返回后，双手在尾椎处交叉握拳，下颌微收。伸直双臂，向后夹肩，努力挺胸。

图10

将手臂慢慢离开尾椎向后抬起，极限后保持10秒左右（充分舒展胸部，刺激胸大肌展开并使乳房提升，促进血液循环，有发热感）。

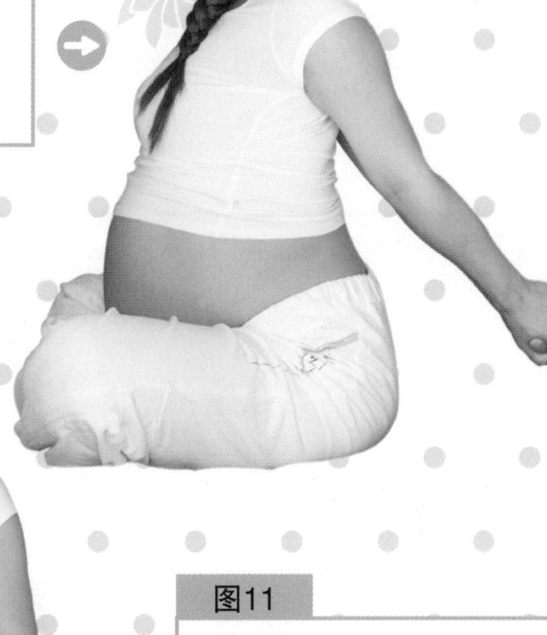

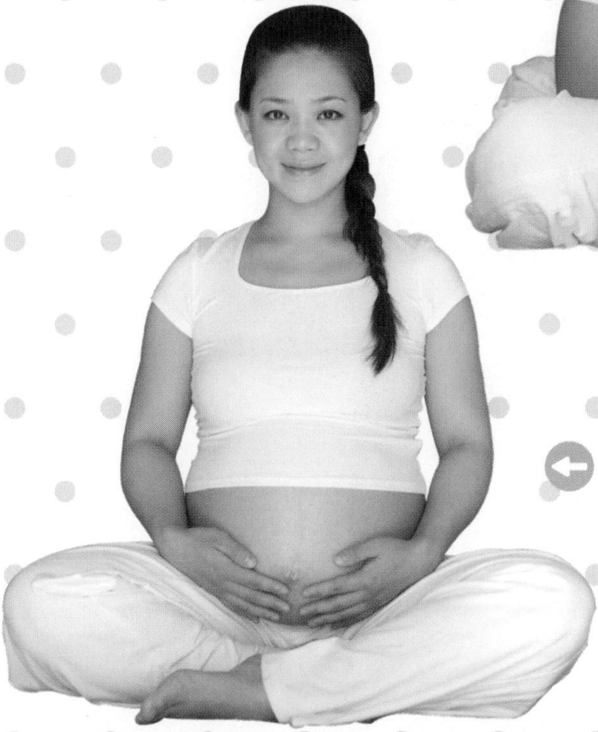

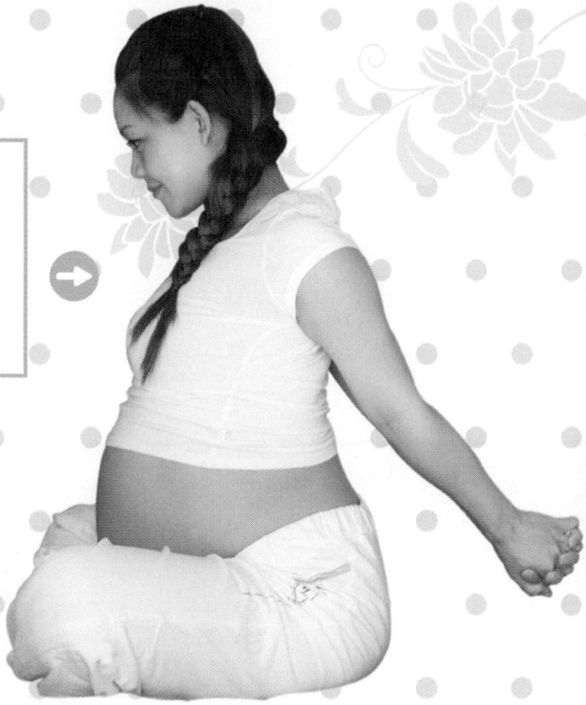

图11

回收双手轻扶腹部，腰背稍微放松，留意不压迫日渐增大的子宫。感觉舒适后，闭上眼睛自然的腹式呼吸，完全放松，结束练习。

我的提示

这是一组随时随地都能练习的体位姿势，地点可以选择在阳光充足的阳台，也可以是清晨或睡前舒适的床上。此组合体位简单，只要认真体会就能做到完美。每个动作尽量保持10秒左右，变换过程要缓慢，保持平稳的气息。练习时注意穿着舒适的运动内衣或弹性小背心，避免带有钢圈的胸罩在手臂伸展时，移位压迫乳房。

适合全程十月练习

2. 开胯伸展组合

功效说明：怀孕后，随着腹部日渐隆起，臀部和大腿脂肪也开始堆积，使胯部承受很大负担，不再灵活。通过开胯伸展练习，能够很好地舒展髋关节和腿部肌肉及韧带组织，充分放松腹股沟，增强盆骨区域血液循环，同时脊椎也得到延展。坚持练习，为分娩时轻松分开双腿做好准备。

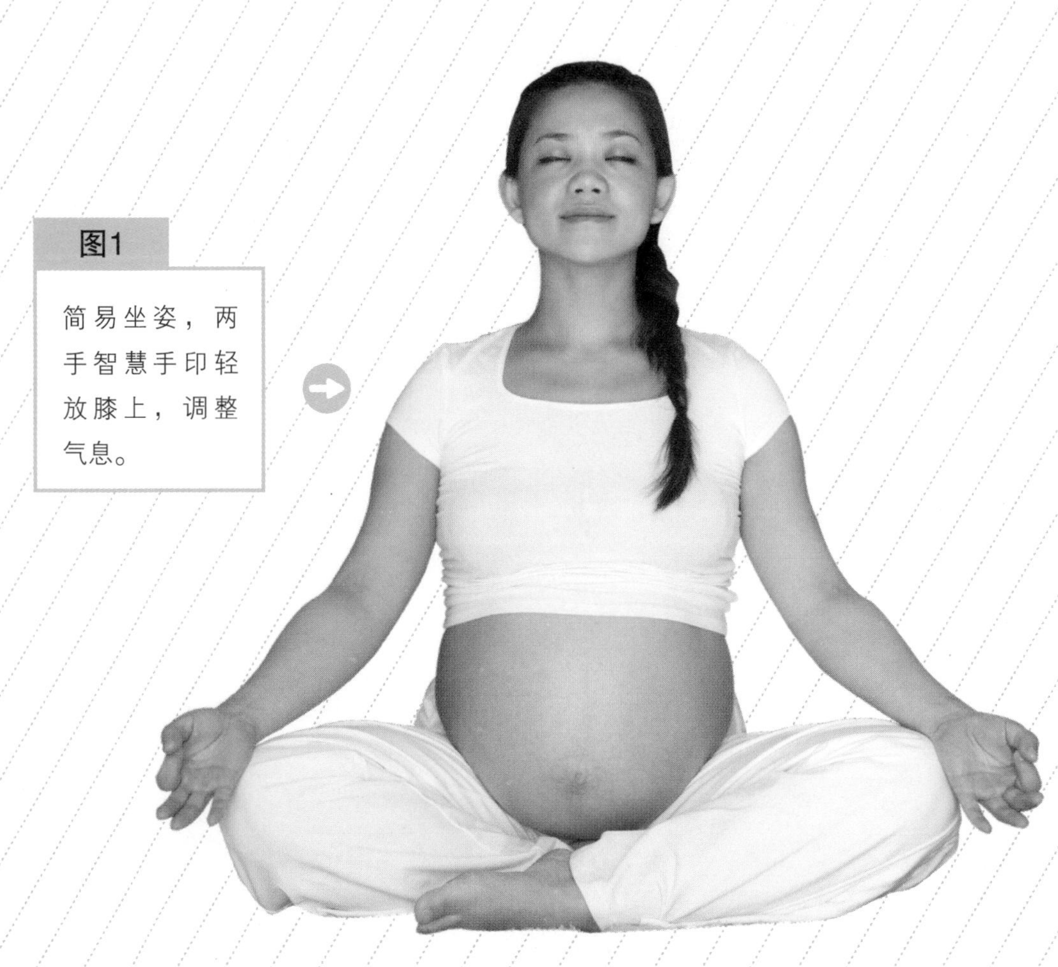

图1

简易坐姿，两手智慧手印轻放膝上，调整气息。

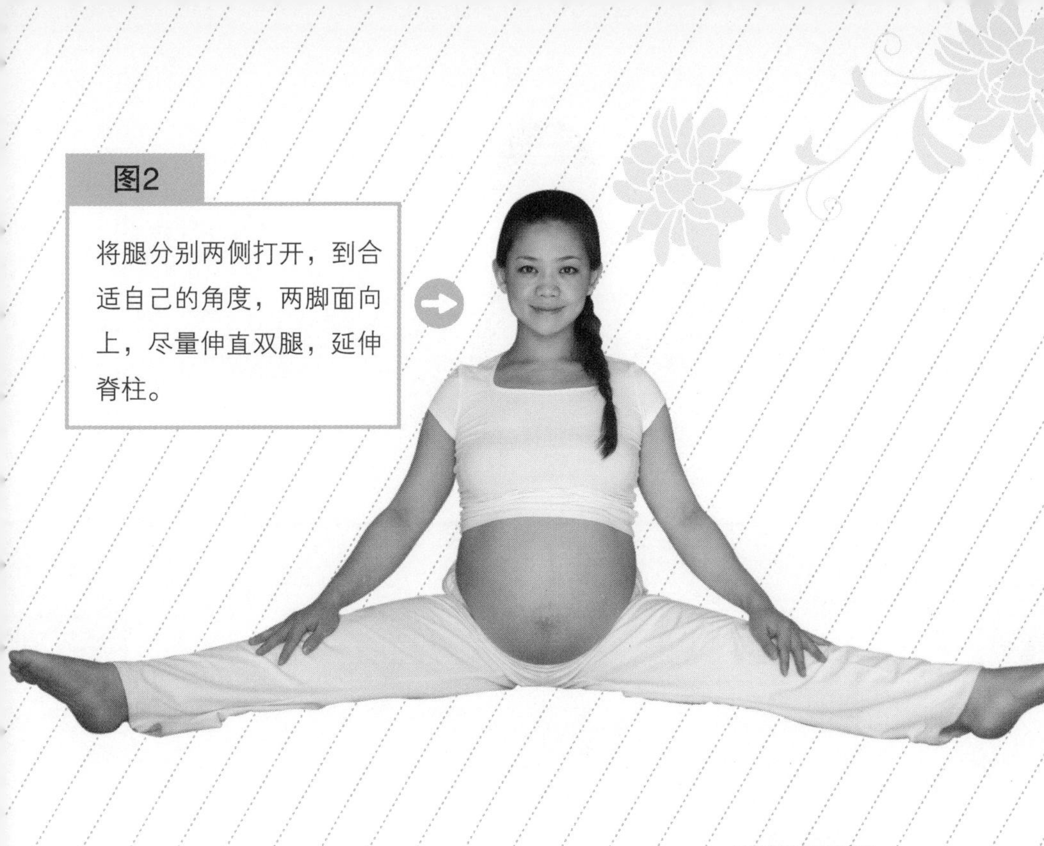

图2

将腿分别两侧打开，到合适自己的角度，两脚面向上，尽量伸直双腿，延伸脊柱。

图3

两手体前扶地，试着重心前移，胯部张开，双腿伸展，自然均匀地腹式呼吸，10秒左右（根据自己孕周数，身体前倾幅度要适中。开始练习会有些酸痛感，熟练后便很轻松）。

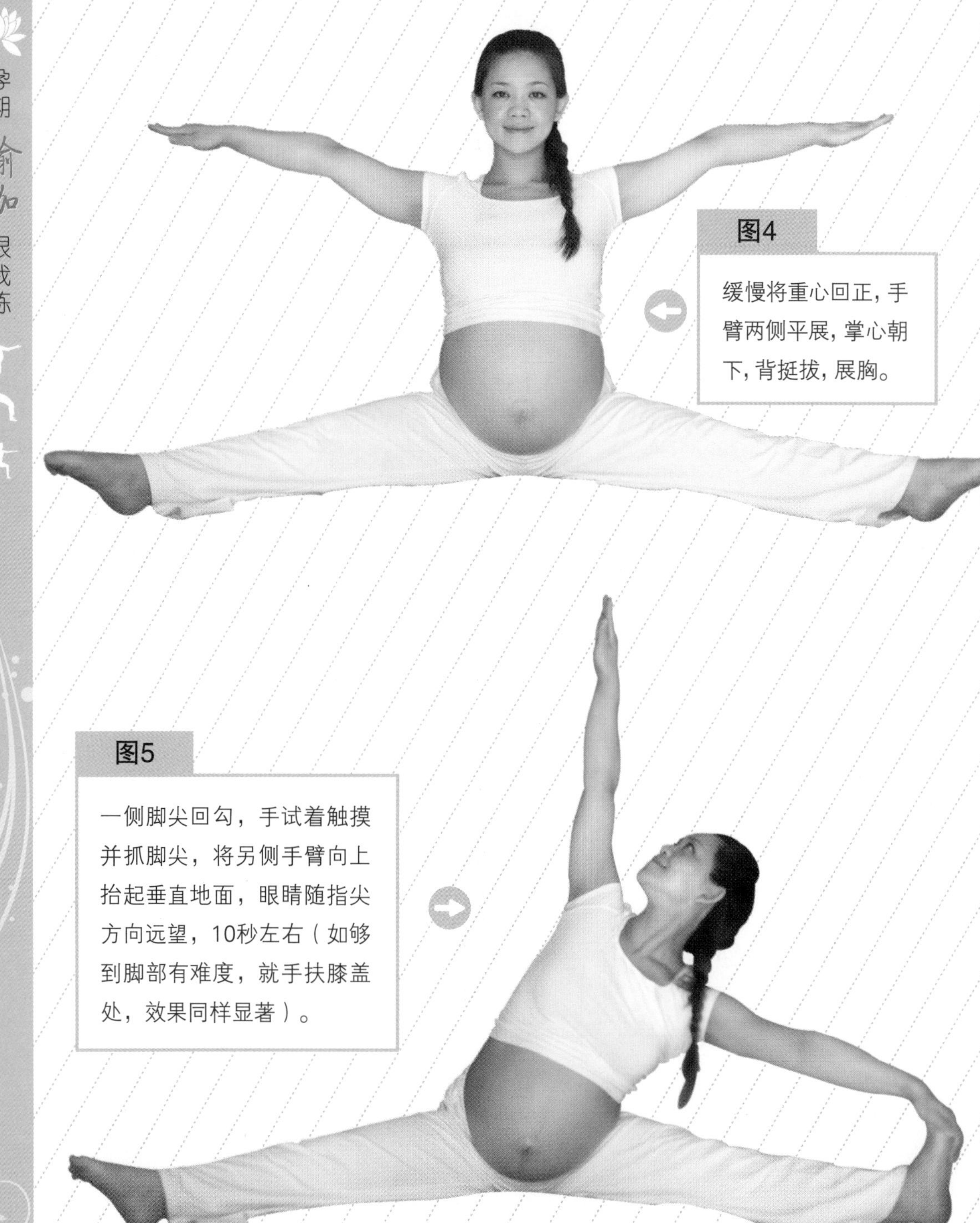

图4

缓慢将重心回正，手臂两侧平展，掌心朝下，背挺拔，展胸。

图5

一侧脚尖回勾，手试着触摸并抓脚尖，将另侧手臂向上抬起垂直地面，眼睛随指尖方向远望，10秒左右（如够到脚部有难度，就手扶膝盖处，效果同样显著）。

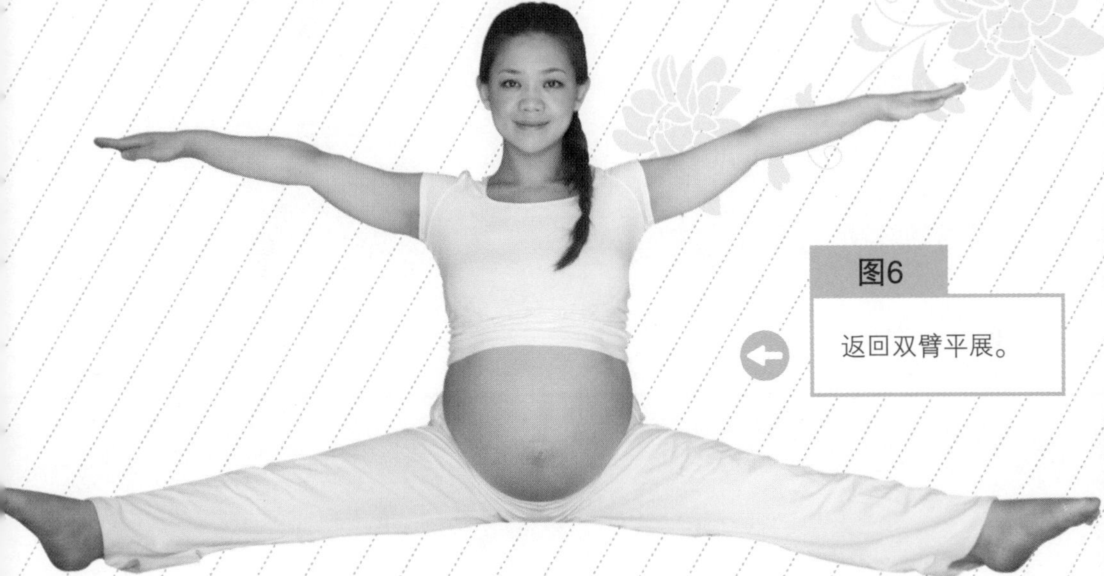

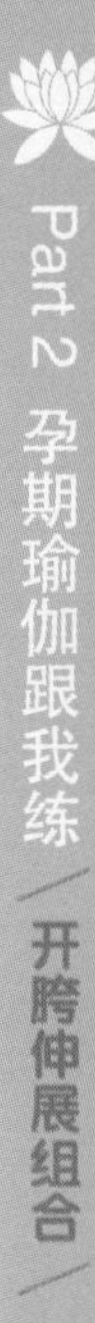

图6

返回双臂平展。

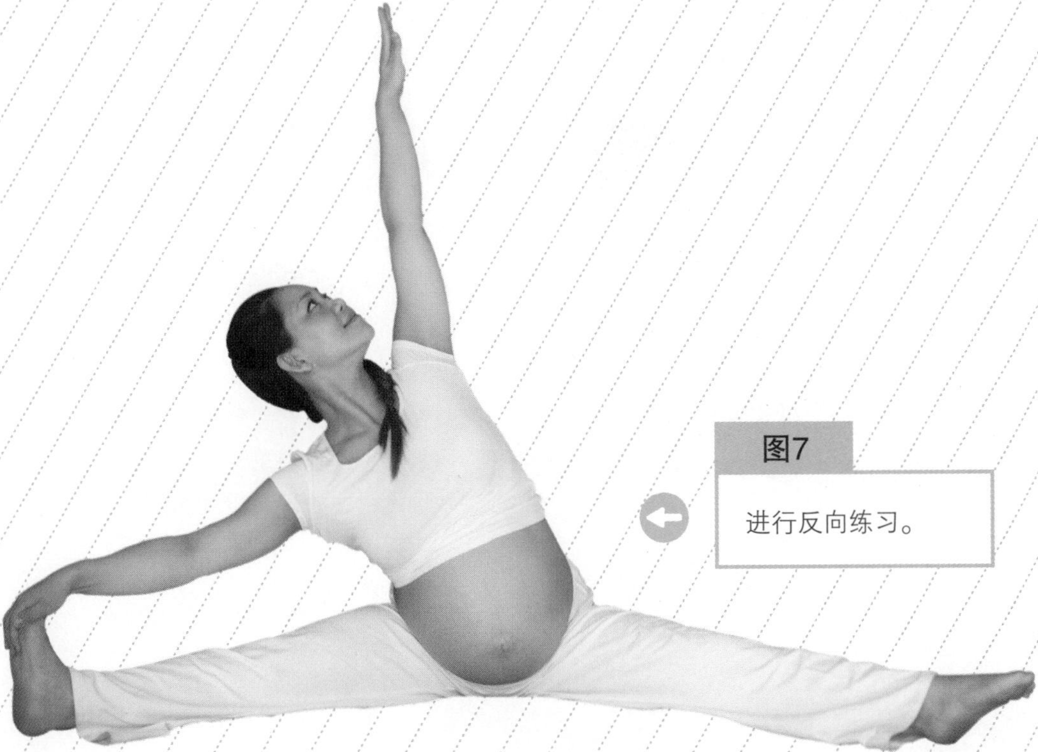

图7

进行反向练习。

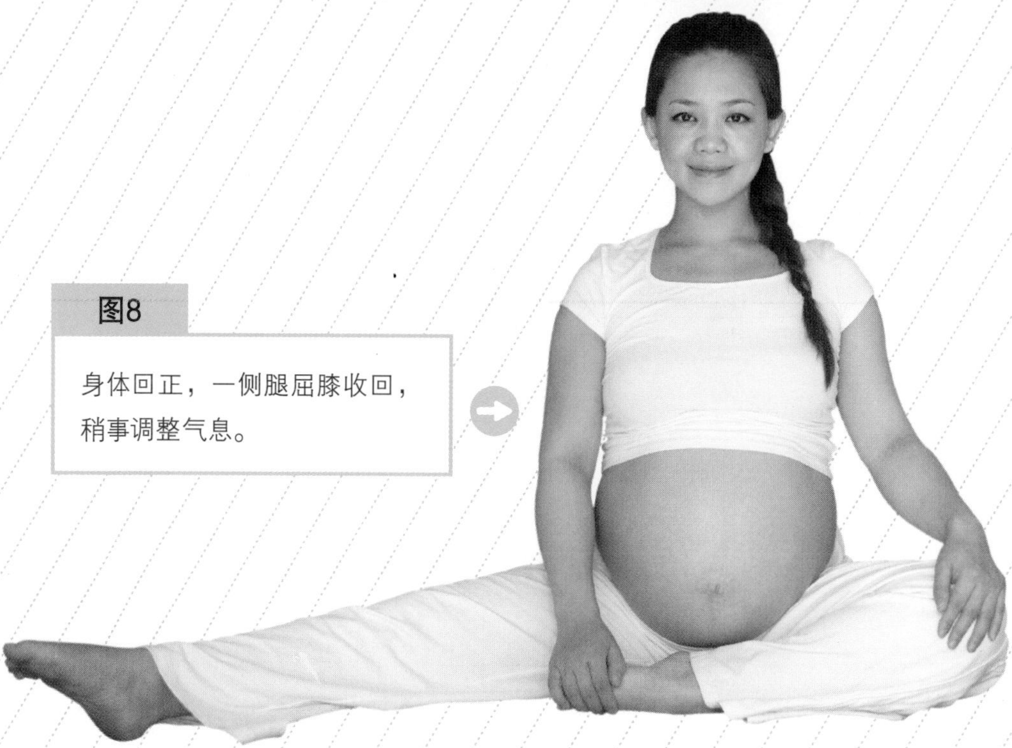

图8

身体回正，一侧腿屈膝收回，稍事调整气息。

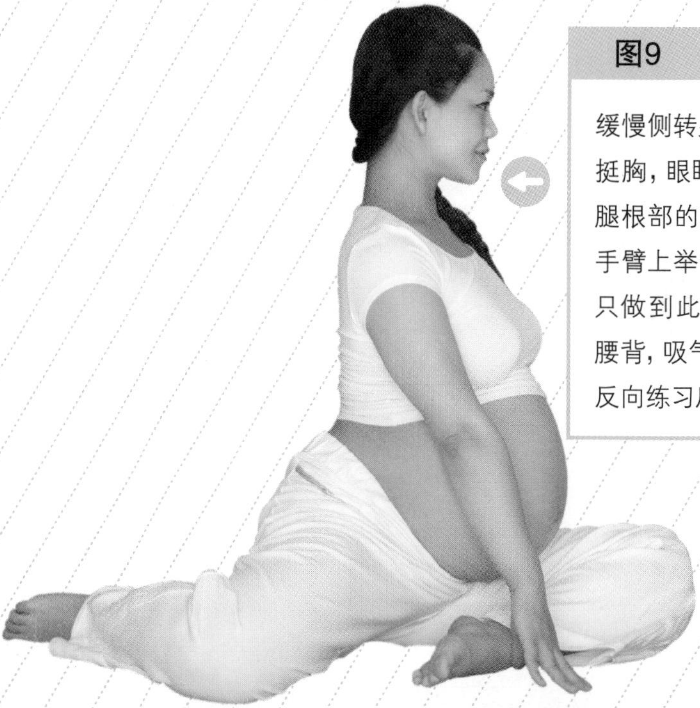

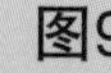

图9

缓慢侧转身，后面腿稍弯，胯部摆正。挺胸，眼睛平视，手两侧支撑，体会大腿根部的加强延伸（如果接下来的单手臂上举体式让你感觉不舒服，那就只做到此，试着头部后仰，尽量挺拔腰背，吸气头收回，放松，身体回正。反向练习后，放松，结束）。

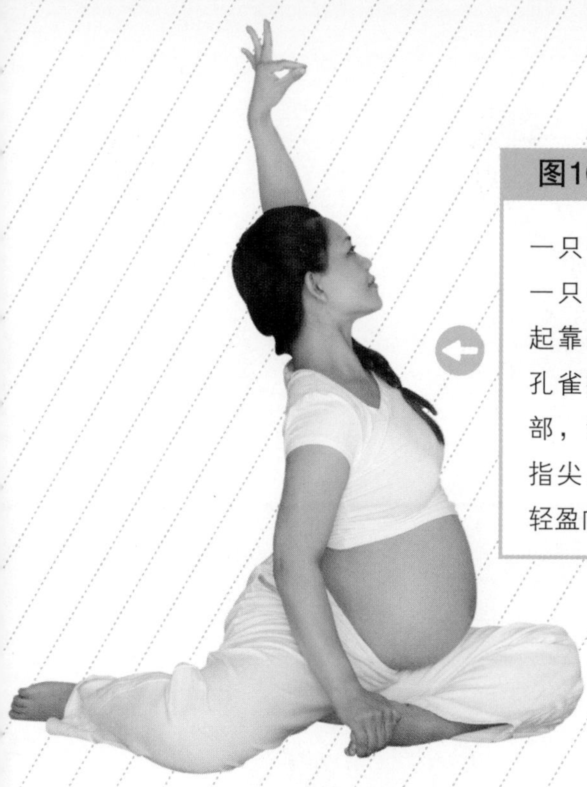

图10

一只手抓脚，另一只手臂向上抬起靠近耳朵，变孔雀指（放松胯部，注意力放在指尖，感觉身体轻盈向上）。

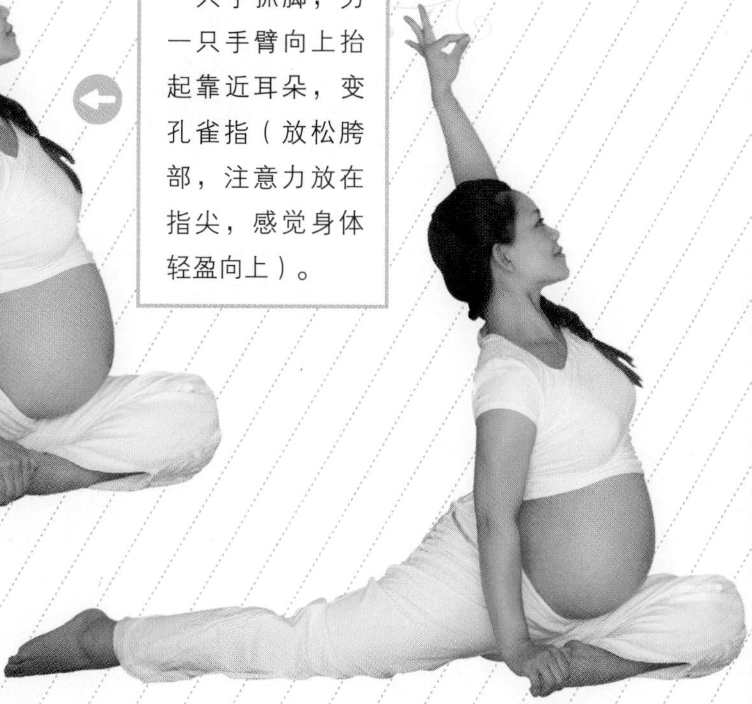

图11

试着将后腿伸直，身体加强挺拔上提（在身体足够柔韧的情况下才可以变化）。

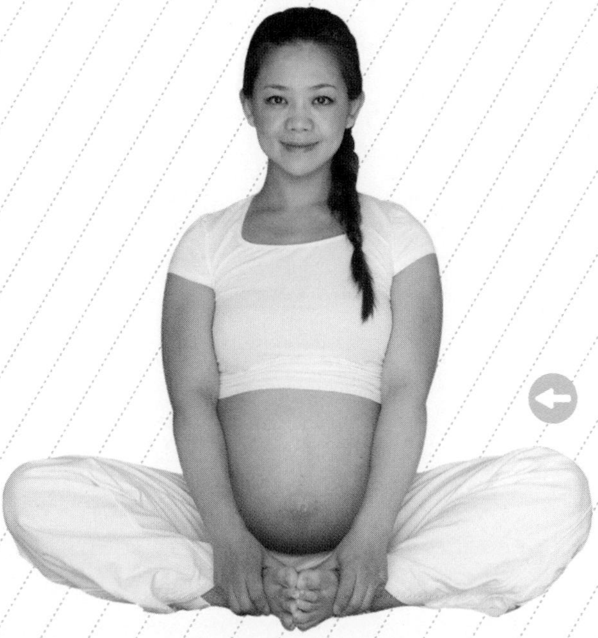

图12

缓慢收回，双脚心相对，手轻轻按摩脚心及脚趾，稍事调整气息。

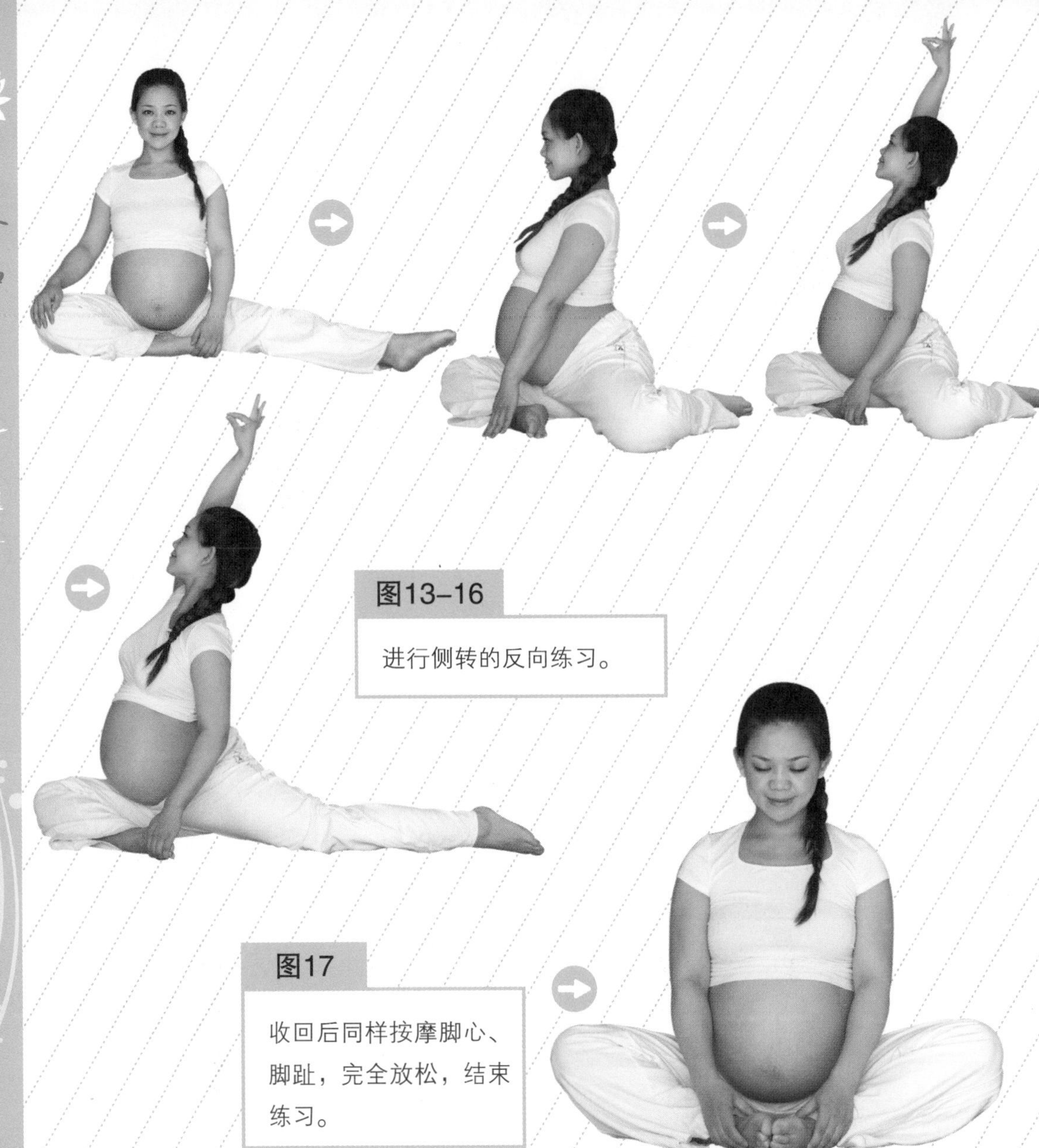

图13–16

进行侧转的反向练习。

图17

收回后同样按摩脚心、脚趾，完全放松，结束练习。

我的提示

地面胯部伸展组合也可以选择在床上练习，柔软舒适的位置会让怀孕的身体感觉更加轻松。正反方向共17个体位，根据每位孕妈咪自身孕周数和柔韧情况，可以分开选择。其中1、2、3、12一组，适合刚开始尝试练习孕期瑜伽的孕妈咪；1、2、3、4、5、6、7、12一组，适合孕中至晚前期身体条件良好的孕妈咪；全套组合，适合练过瑜伽而且很自信的孕中至晚前期的孕妈咪。

适合全程十月练习

3. 腰背肌强化组合

功效说明：在孕期，腰背部肌肉能力显得尤为重要。随着胎儿成长，身体负重有很大变化。整整10个月，腹部不断增加的重量全靠腰背部肌肉力量上提，加之骨盆底肌的支撑，才能保持正确的上半身姿势。加强腰背部肌肉力量更有助于乳房的保健，往往孕期和产后乳房下垂都和不够挺拔的腰背姿势相关。

图1

准备姿势，双膝着地稍微分开，双手扶地，稍比肩宽。让大腿和手臂垂直地面，调整重心在中段，自然均匀的腹式呼吸。

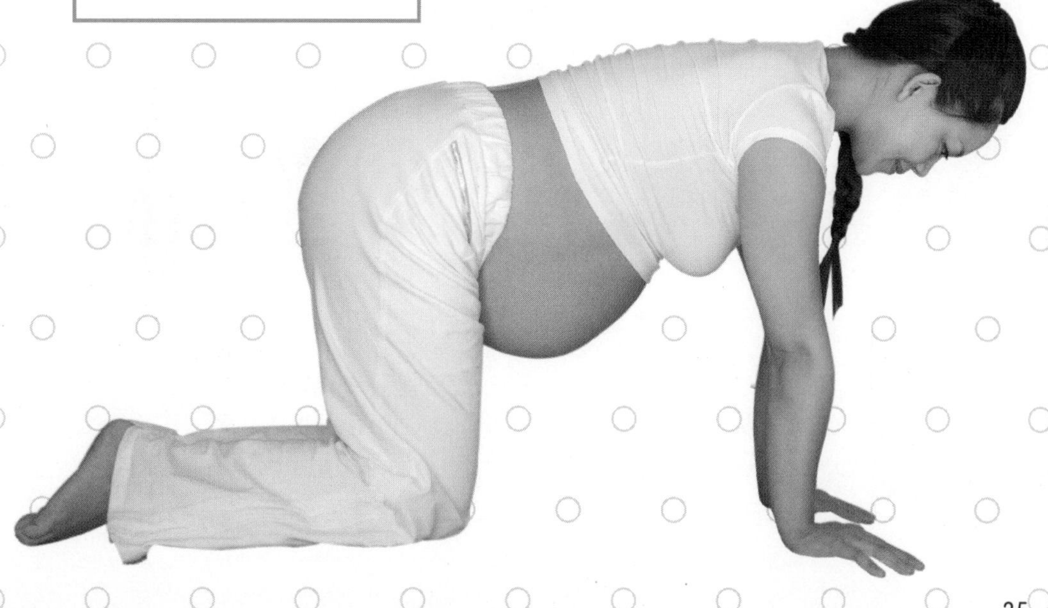

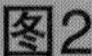

图2

缓慢吸气背部上提，颈椎和头部自然下垂，唇微张吐气，自然呼吸，保持姿势几秒钟。充分舒展背部肌肉群。

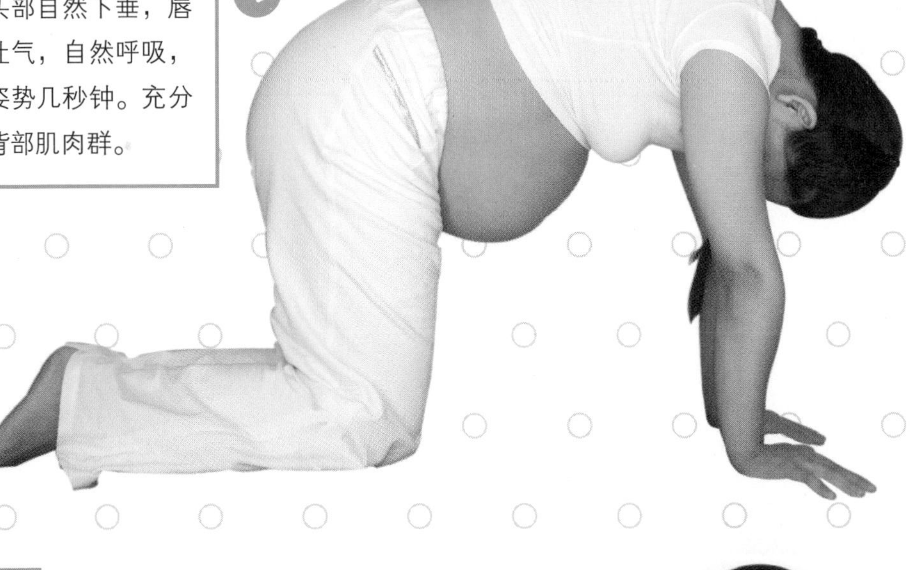

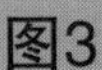

图3

再次缓慢吸气背部下沉，挺胸抬头，眼睛平视，唇微张吐气，自然呼吸，保持几秒钟。尾椎上翘，腰背肌向上延展（注意臀部放松，同时将会阴和肛门向外，向上推，刺激此部位血液循环。图2、3配合可以反复几次练习）。

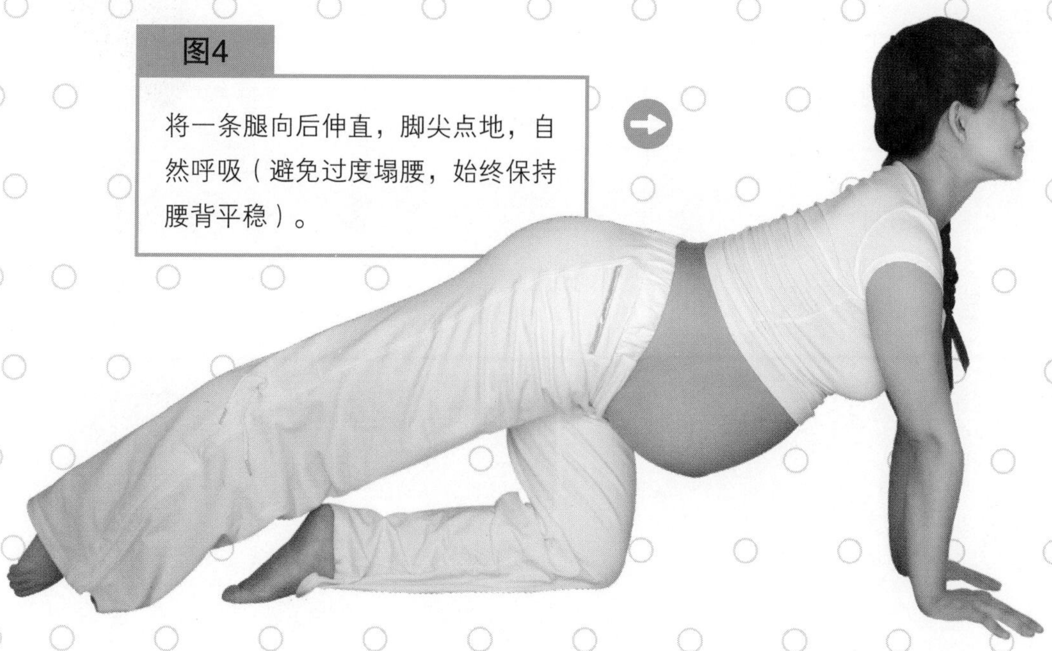

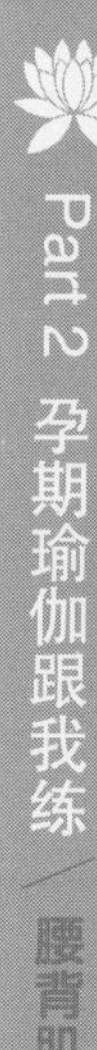

图4

将一条腿向后伸直，脚尖点地，自然呼吸（避免过度塌腰，始终保持腰背平稳）。

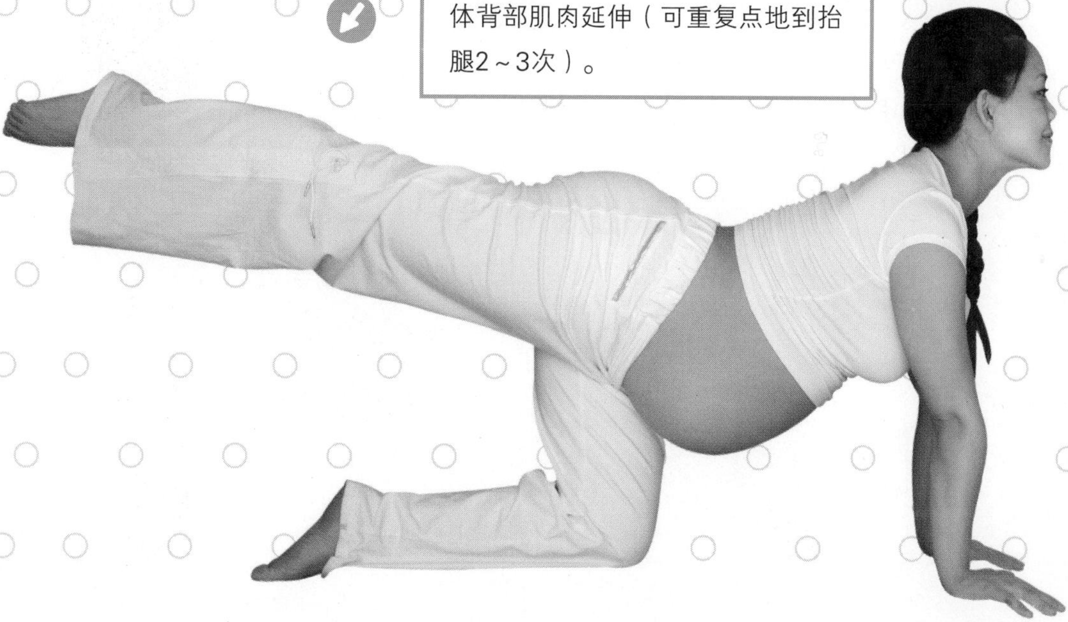

图5

缓慢抬腿，高度适中，脚尖带动整体背部肌肉延伸（可重复点地到抬腿2～3次）。

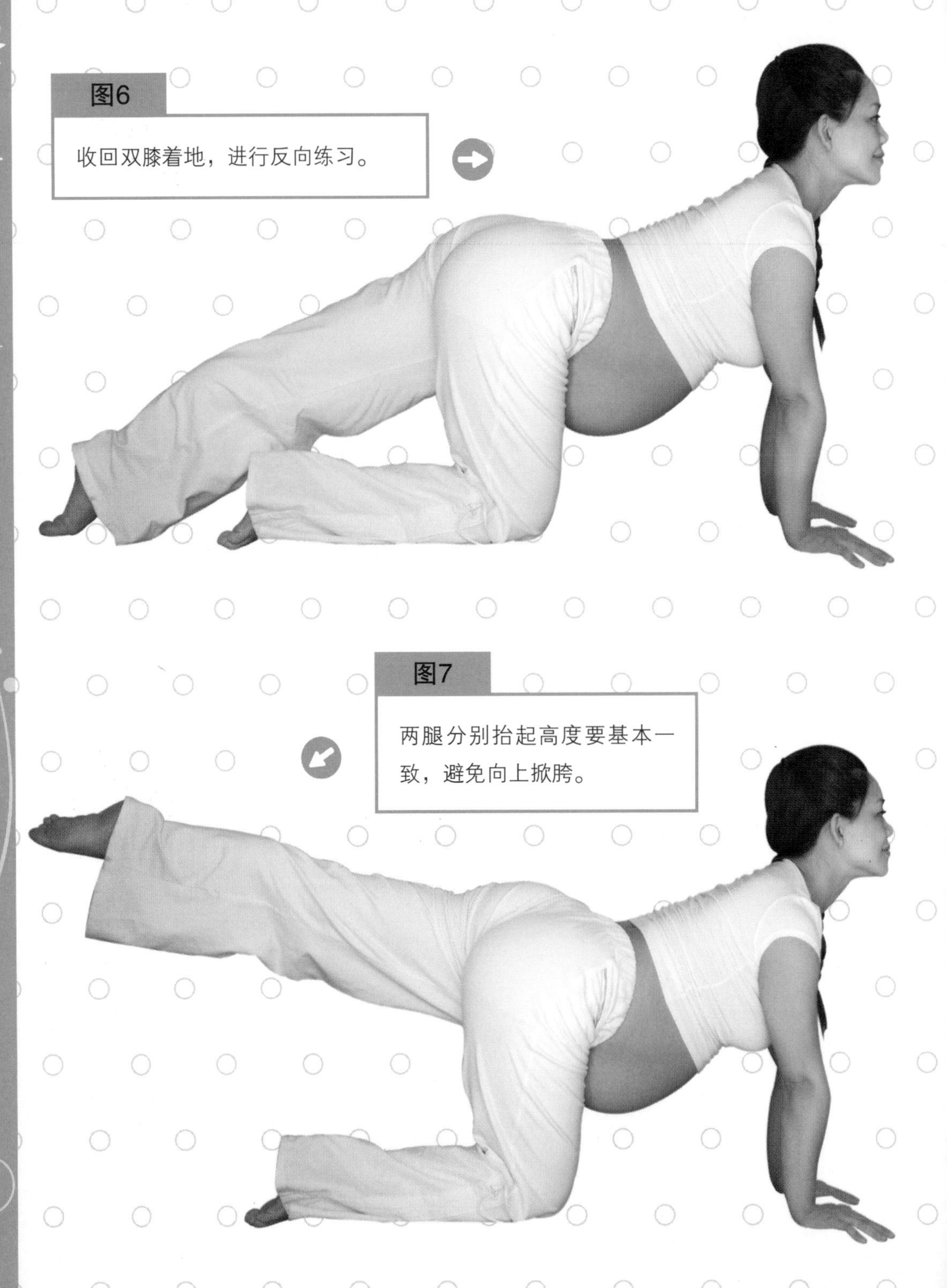

图6

收回双膝着地，进行反向练习。

图7

两腿分别抬起高度要基本一致，避免向上掀胯。

图8

收回，将双膝两侧分开比肩宽，脚尖相对。身体重心后移，挺胸头稍微后仰，强化腰背肌能量，同时刺激盆骨区域血液循环。自然呼吸，保持10秒左右。

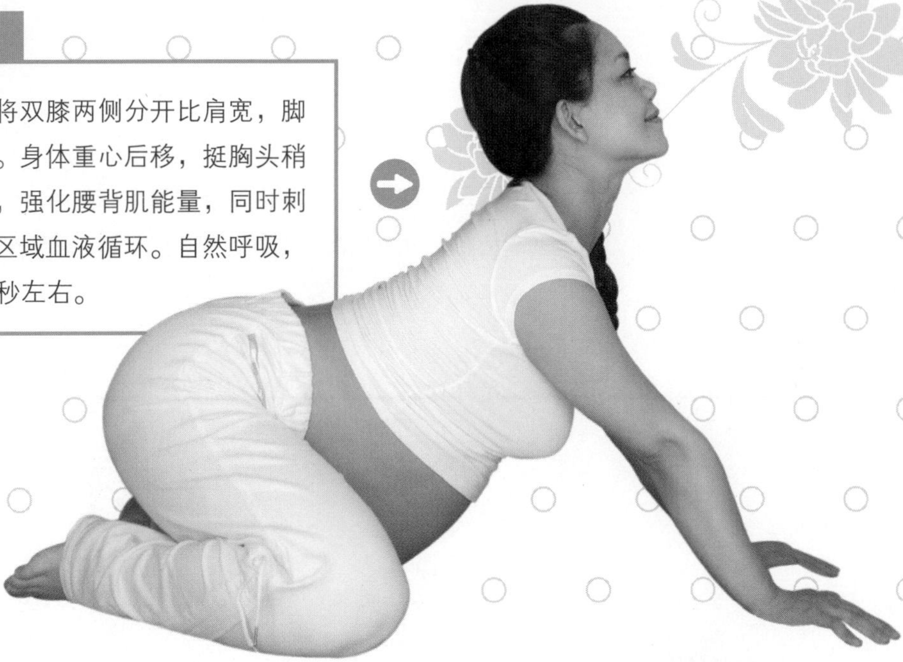

图9

用靠枕辅助稍事休息，结束练习（按照不同孕周数调整靠枕高度，避免压到腹部）。

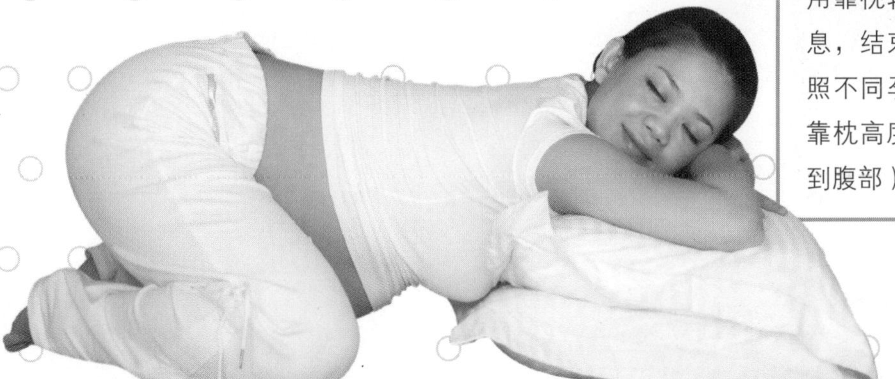

我的提示

这是一组地面练习体式，选择柔软的垫子，让跪姿膝盖感觉舒适。完全放松的腹部会给胎宝宝提供更大活动空间，调整胎宝宝在宫内不良胎位，让孕妈咪和胎宝宝同享瑜伽体位练习给身体增强的能量感。

适合全程十月练习

4. 肩、臂柔韧组合

功效说明：整个孕期，由于活动量减少，肩部容易变得僵硬不够灵活，手臂肌肉松弛，造成脂肪堆积。给本来不断腹部增重的身体带来更沉重的负担，也影响产后体态恢复。这样一组简单又容易掌握的练习体式，缓解肩部血液循环，同时修塑手臂肌肉线条，改善孕晚期的面部浮肿。坚持练习会让日渐“孕味”的你看起来不那么粗壮和笨重。选择青蛙式开胯跪姿，是针对孕期加强盆骨底肌能力和胯部韧带弹性的。

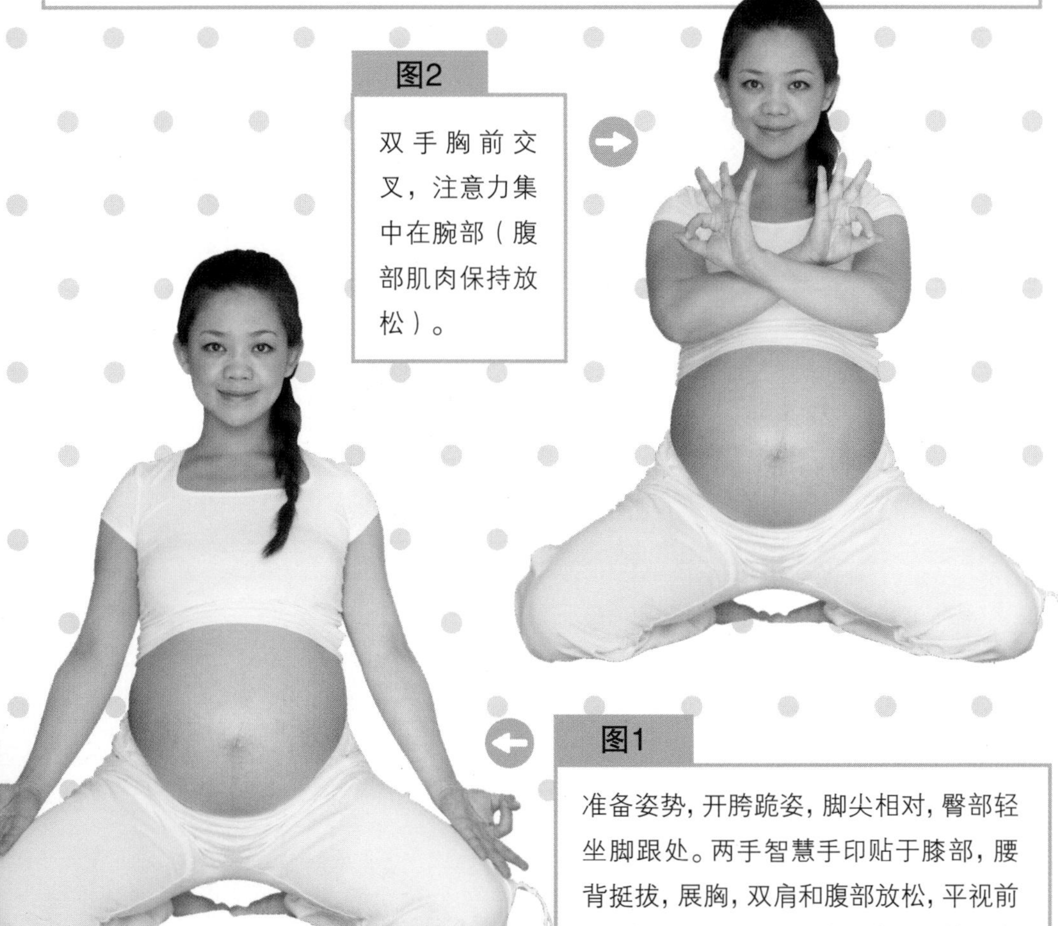

图2

双手胸前交叉，注意力集中在腕部（腹部肌肉保持放松）。

图1

准备姿势，开胯跪姿，脚尖相对，臀部轻坐脚跟处。两手智慧手印贴于膝部，腰背挺拔，展胸，双肩和腹部放松，平视前方，自然呼吸（重心放在臀部，膝盖没有压迫感）。

图3

手臂交叉式上伸展，腋下打开，双肩上提拉，延长手臂肌肉线条，眼睛向上45度角看出，自然呼吸，保持10秒左右（凡是手臂上伸展的瑜伽体式都会带动腰、腹、胸部的提升）。

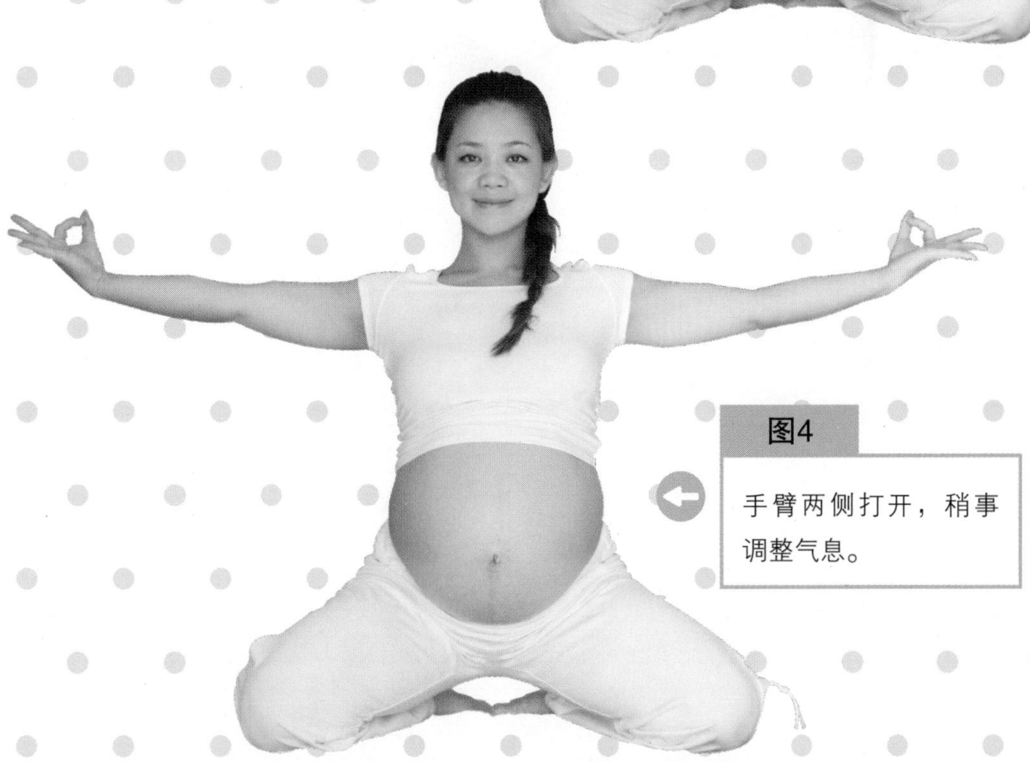

图4

手臂两侧打开，稍事调整气息。

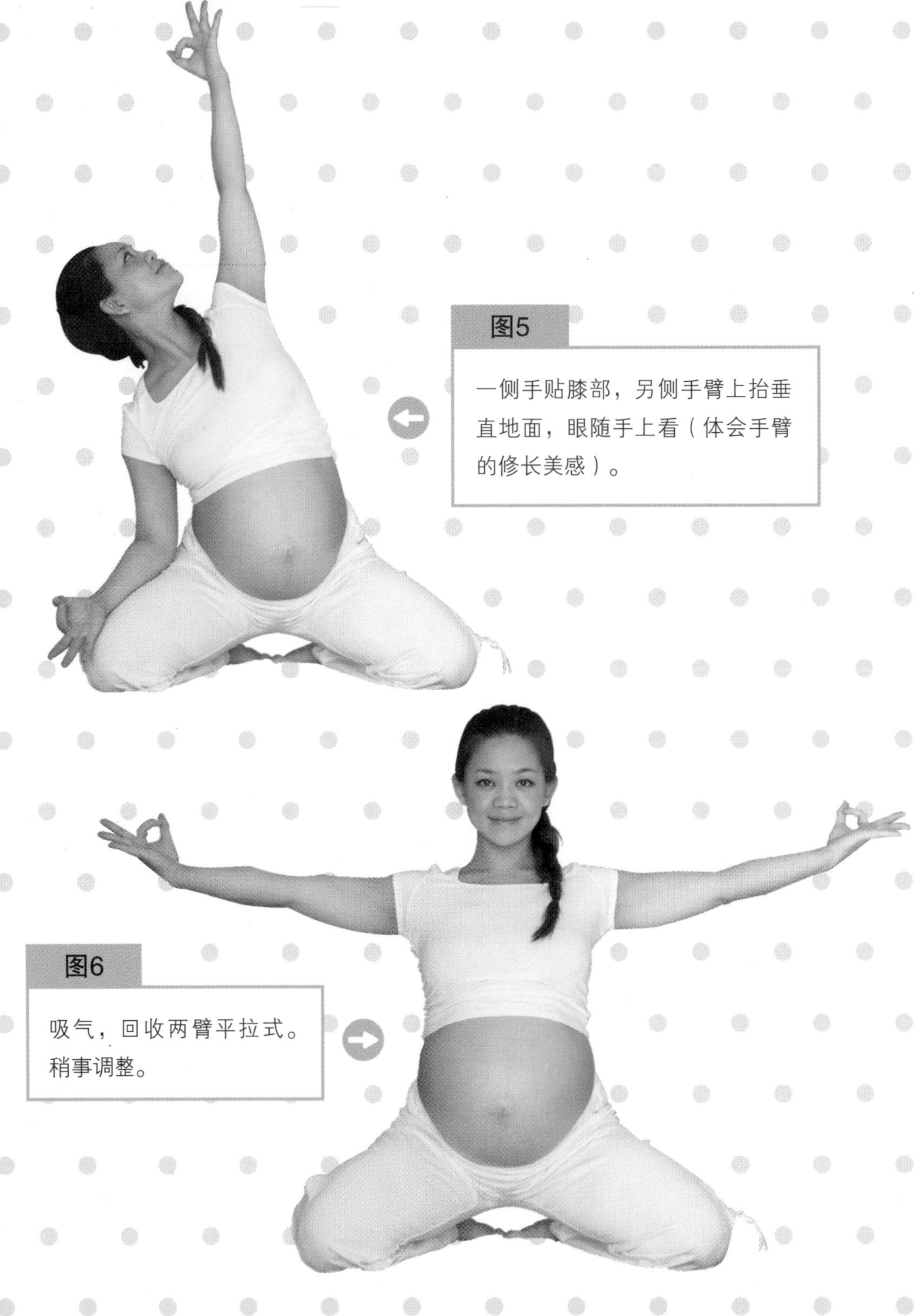

图5

一侧手贴膝部，另侧手臂上抬垂直地面，眼随手上看（体会手臂的修长美感）。

图6

吸气，回收两臂平拉式。稍事调整。

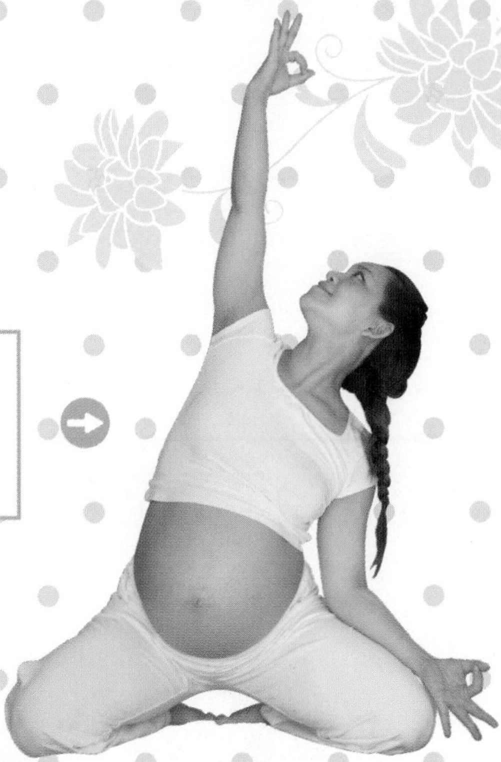

图7

反向练习（收回后，如感膝盖或胯部紧张，调整再继续。变双膝并拢跪姿也可以）。

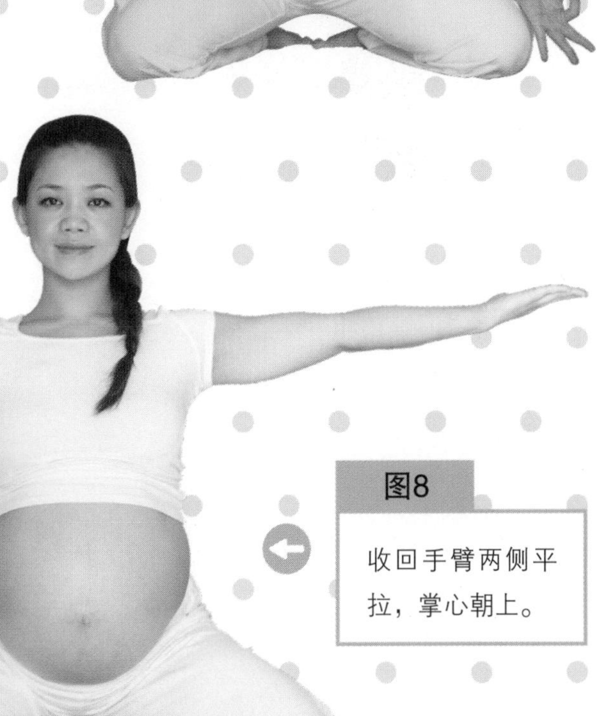

图8

收回手臂两侧平拉，掌心朝上。

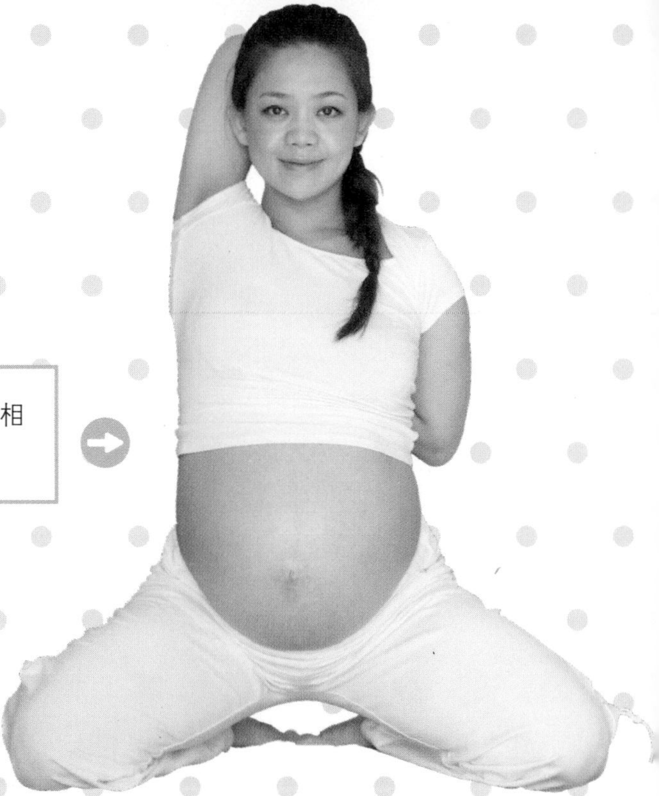

图9

两臂同向一侧打开，两手背部相扣，充分张开肩关节。

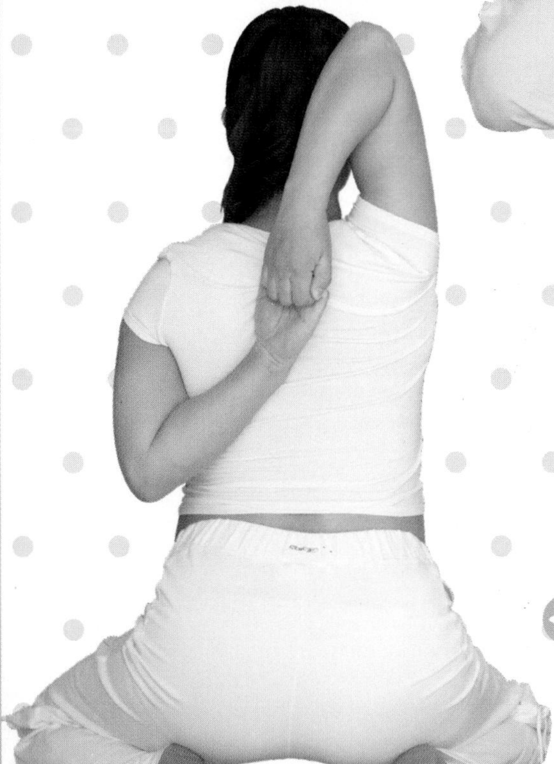

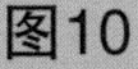

图10

背面姿态演示。

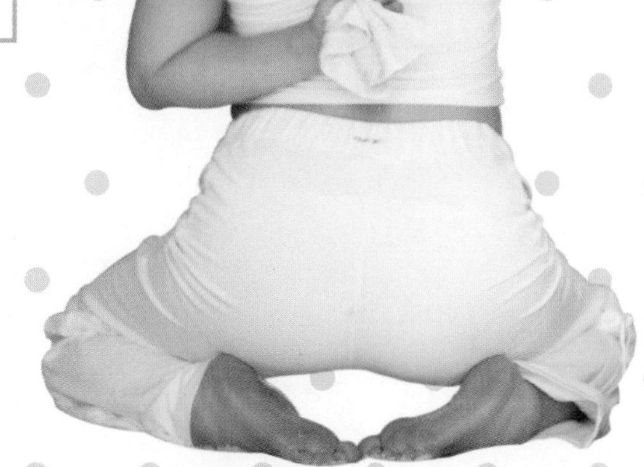

图11

如果两手相扣有难度，准备一条毛巾辅助。

图12

保持姿势稳定后，转动头部，加强肩关节开度。

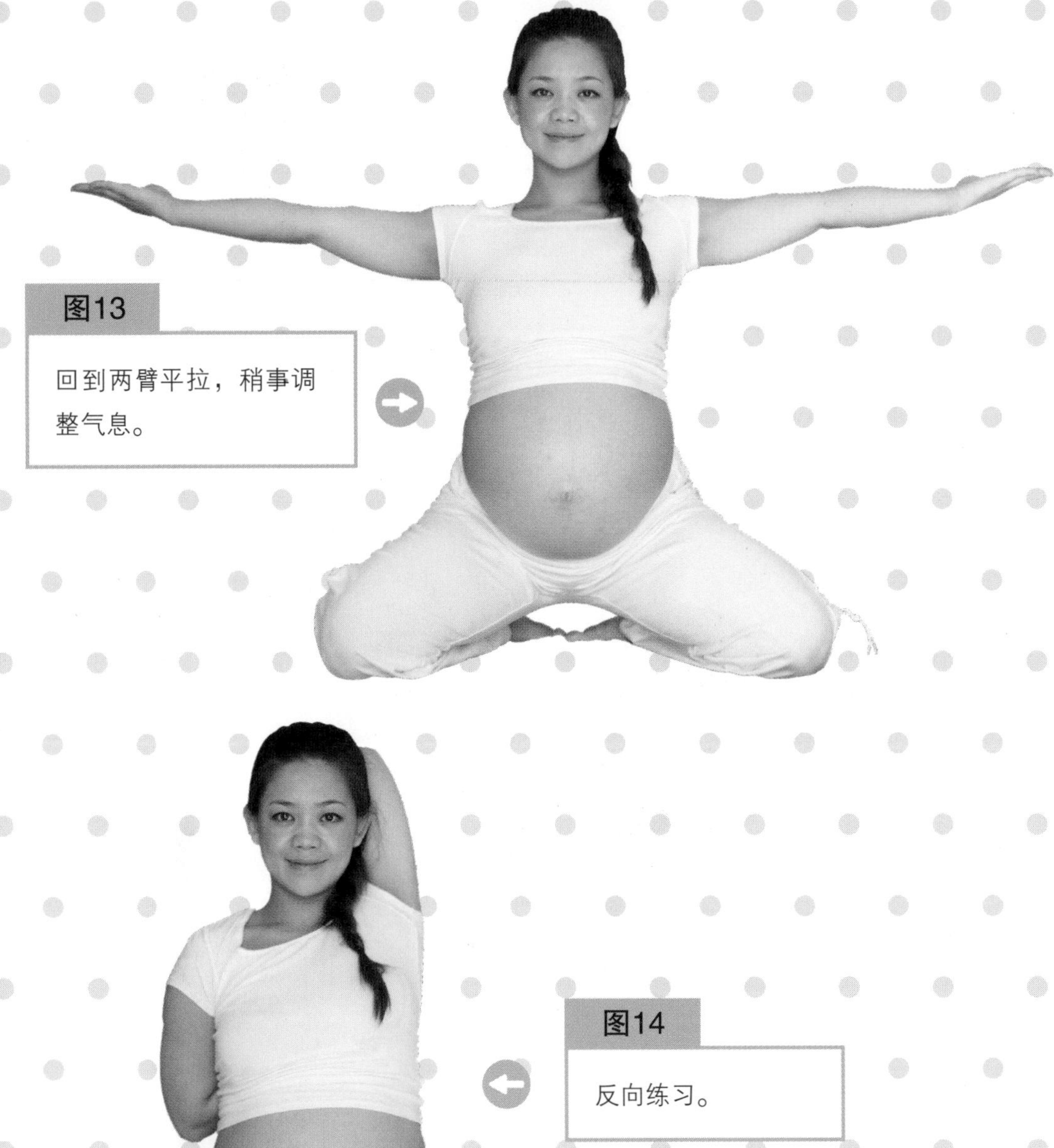

图13

回到两臂平拉，稍事调整气息。

图14

反向练习。

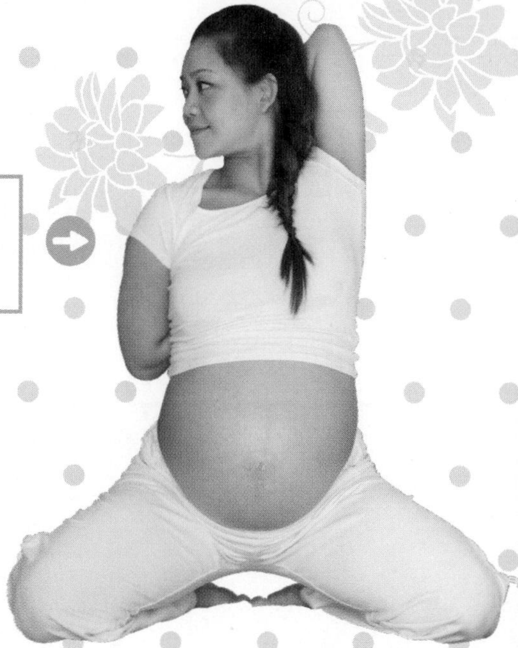

图15

转头幅度自行调整，不影响呼吸为好。

图16

收回，身体重心前移，双肘着地，臀部抬高。双手半握拳贴在前额，腹式呼吸。完全放松，结束练习（这一放松式有助于调整胎位）。

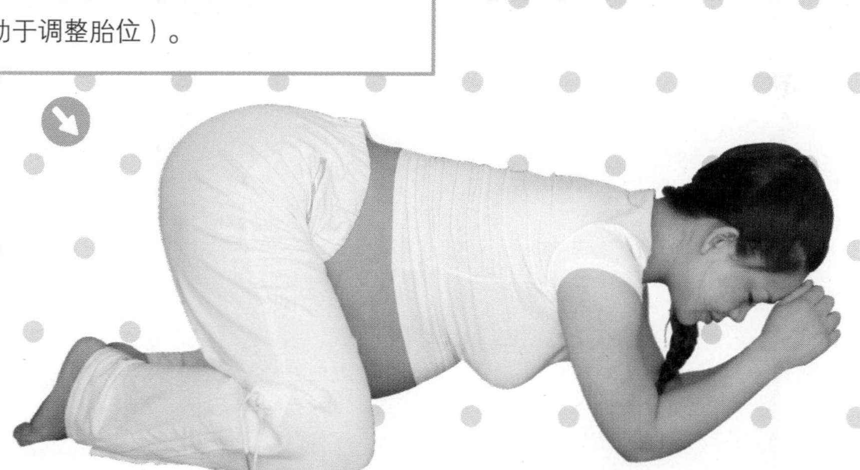

我的提示

这组肩、臂部体式，不但适合居家练习，更适合孕期还工作在办公室的孕妈咪，完全可以坐在舒适稳定的椅子上随时进行。如果你有毅力可以一直坚持到待产前，采用坐姿，练习中始终保持腰背挺拔的体态会增加分娩自信心，更能很好地缓解分娩前紧张和不安情绪。

适合3~8个月练习

5. 整体梳理组合

功效说明：度过孕初期身体不适的阶段后，孕妈咪们有必要活动下筋骨了。梳理下全身的肌肉和骨骼，让全身血液快乐的循环起来，为身体在以后半年之久的孕期里提供足够的活力和能量。

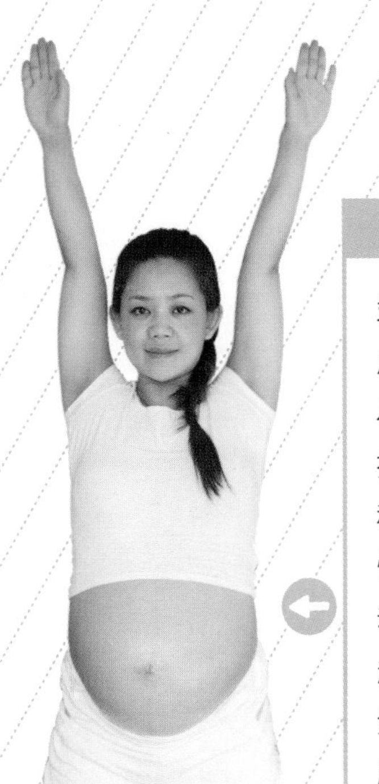

图1

站姿，双脚开立，比肩宽。手臂上举，尽量拉长足底到手指尖的距离。重心前移，缓慢抬脚跟，慢吸气，手指尖带动整个身体向上拔起，感觉全身充满能量。唇微张慢吐气，脚跟着地。反复2～3次（双脚开度不要过大，保持好身体重心，用防滑垫子）。

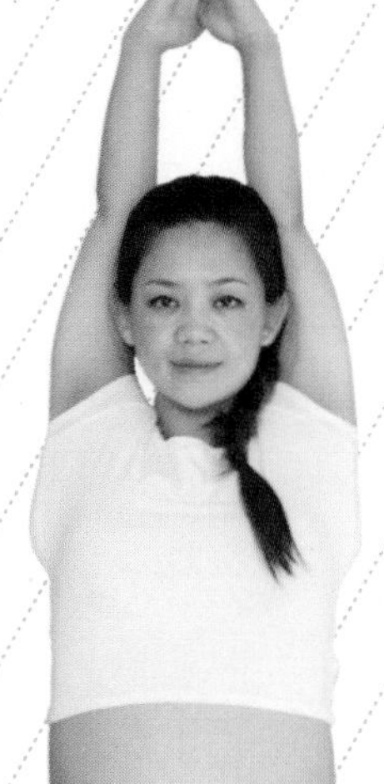

图2

双手合掌或交叉握拳，充分打开肩和腋下。

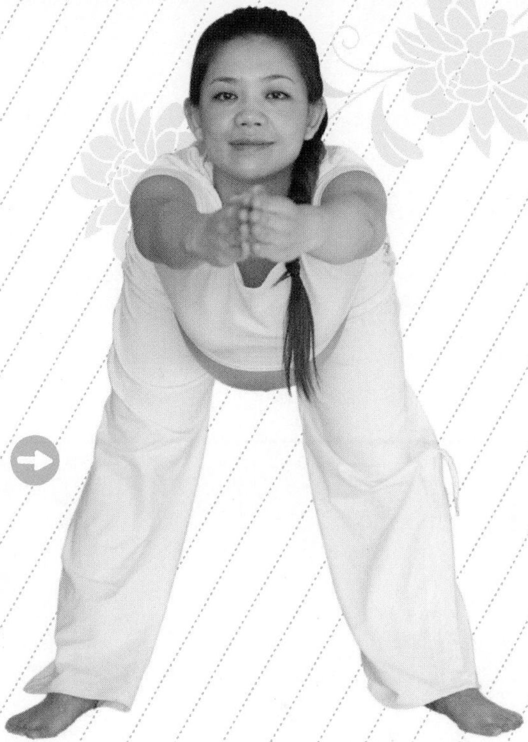

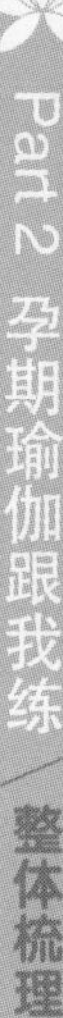

图3

手臂带动上半身前伸展，保持腰背平稳，到自己合适的角度，稍停几秒，自然呼吸（掌握好重心）。

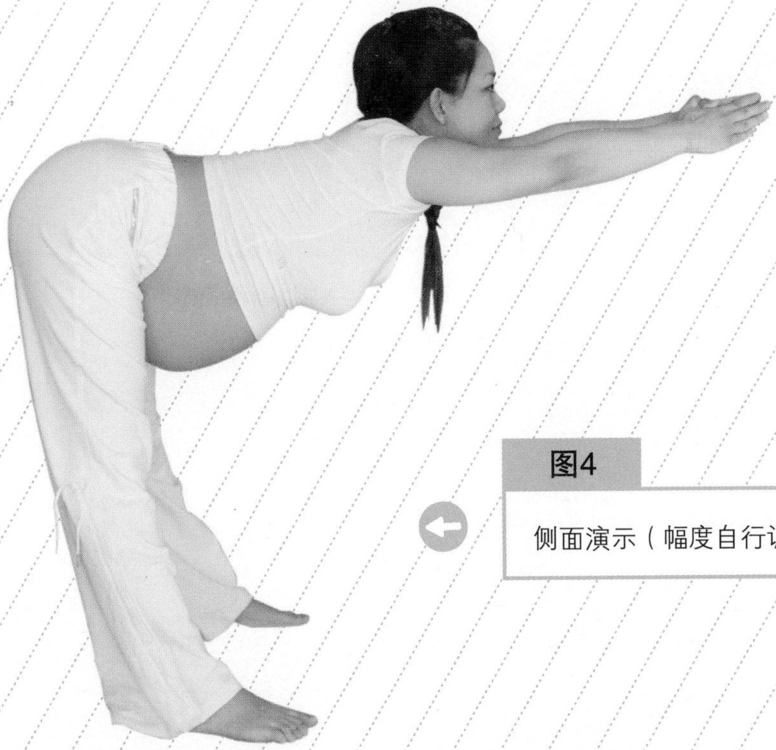

图4

侧面演示（幅度自行调整）。

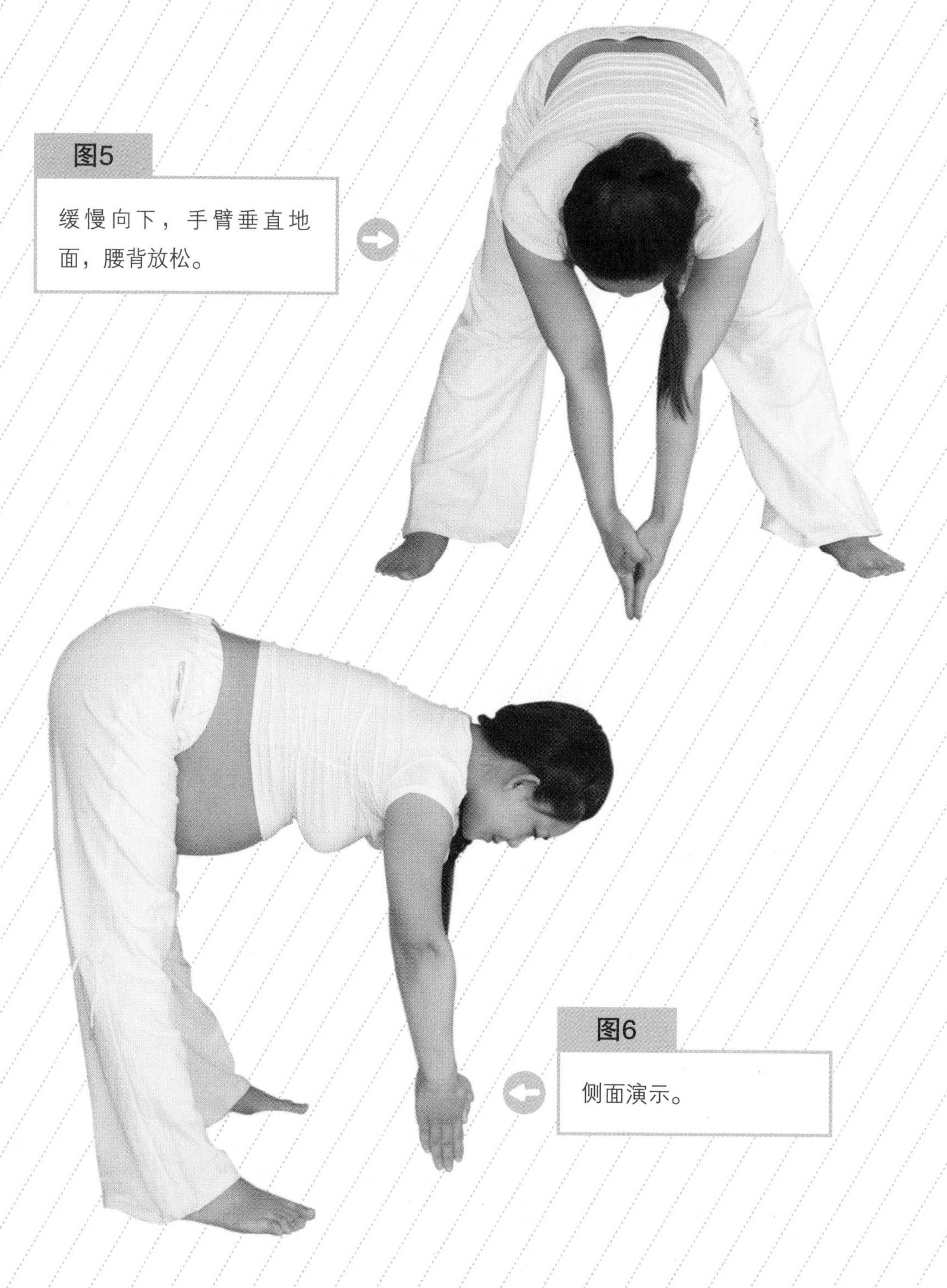

图5

缓慢向下，手臂垂直地面，腰背放松。

图6

侧面演示。

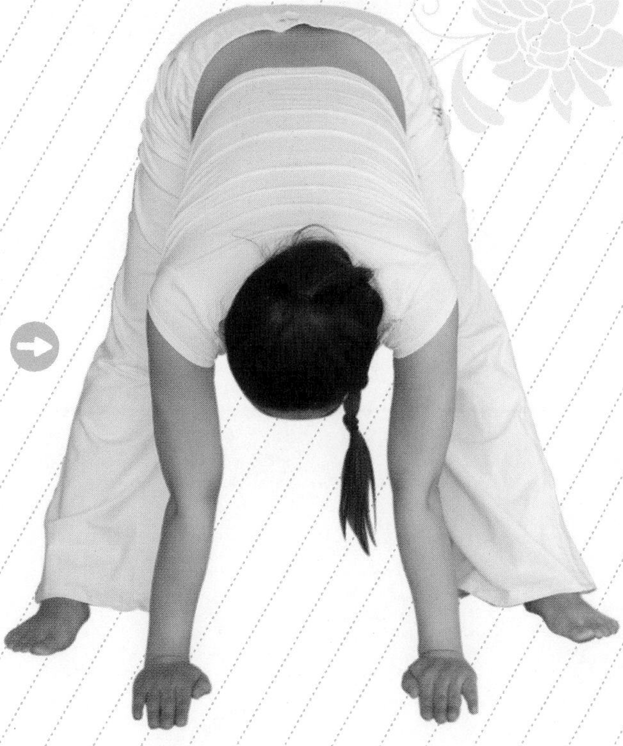

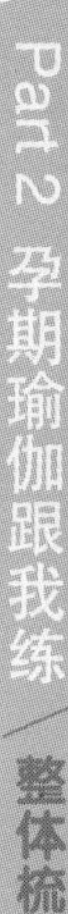

图7

两手分开比肩宽，扶地。

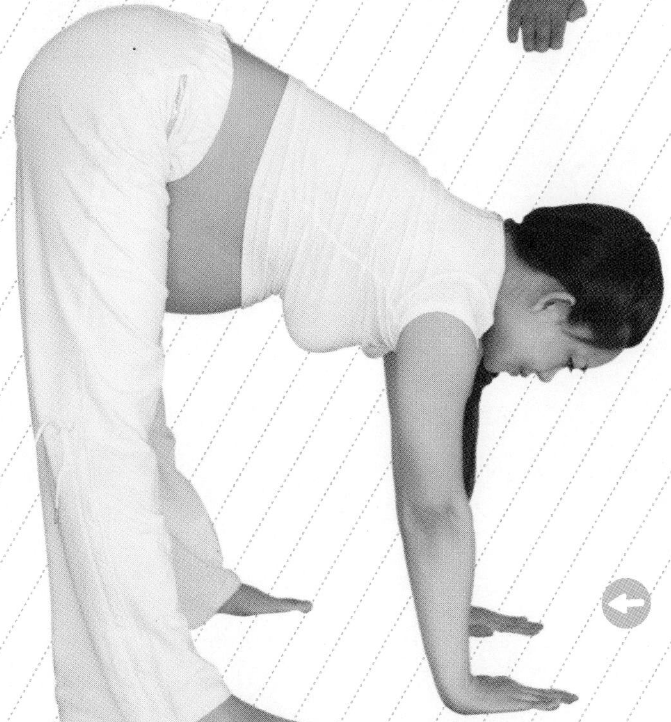

图8

侧面演示。

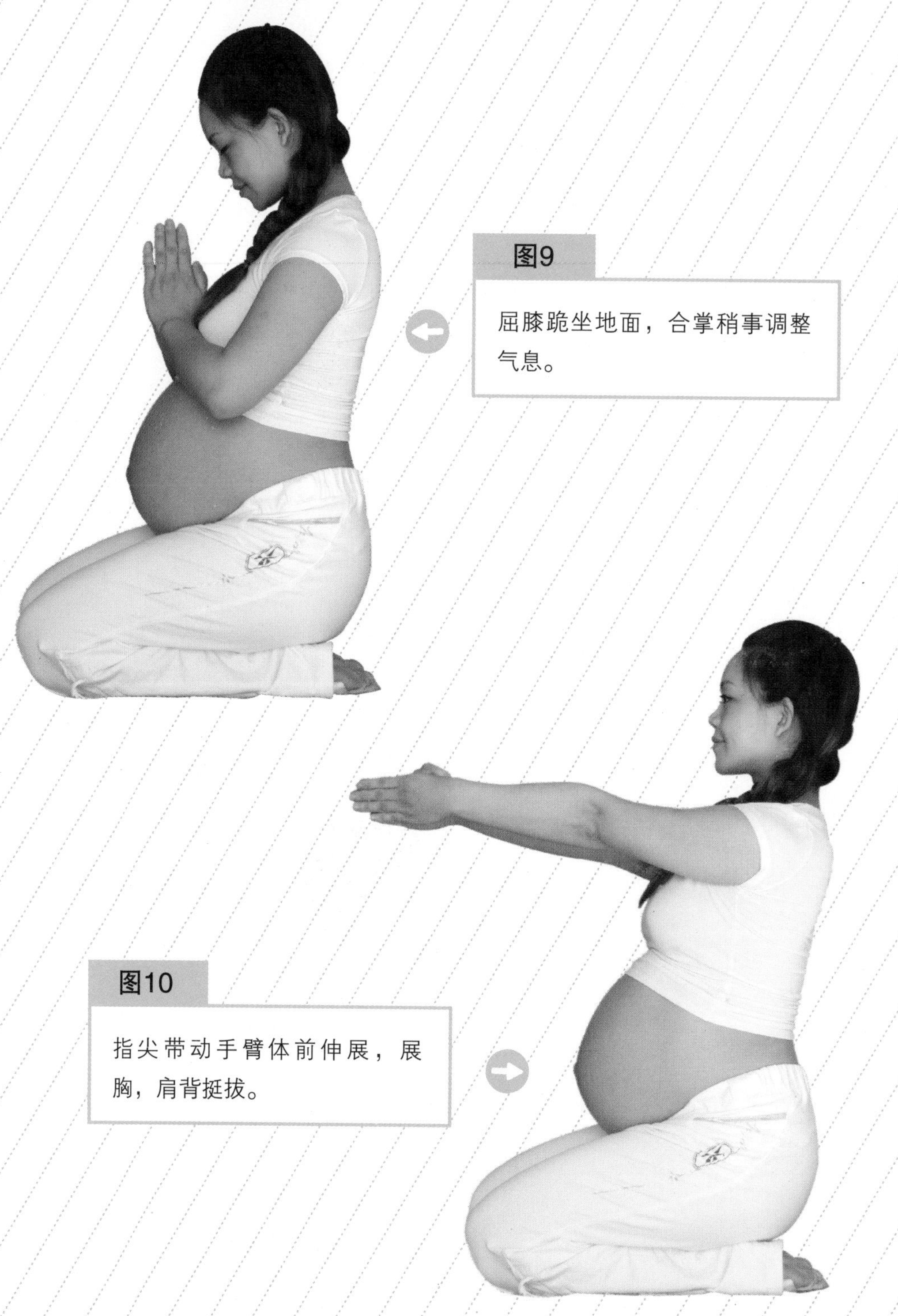

图9

屈膝跪坐地面，合掌稍事调整气息。

图10

指尖带动手臂体前伸展，展胸，肩背挺拔。

图11

手臂上抬起，大臂贴耳，挺胸，上半身提拉，自然呼吸，保持10秒左右。

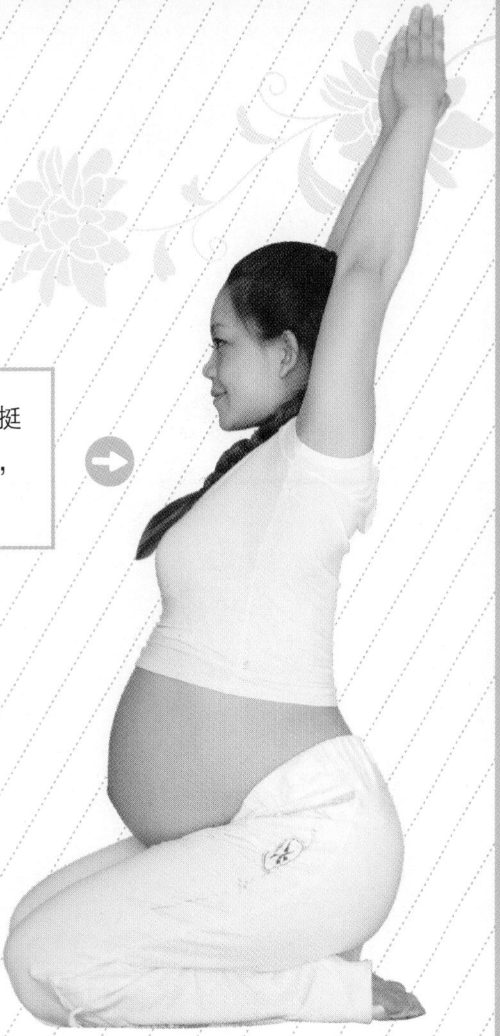

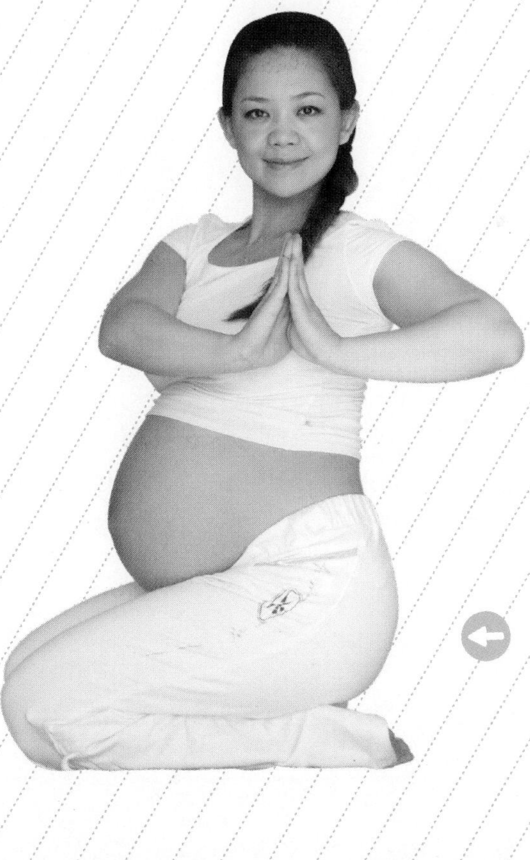

图12

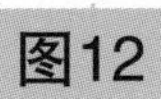

微屈肘，腰部向一侧转动（注意动作要轻柔，气息平稳）。

图13

回正后，反向腰扭转。

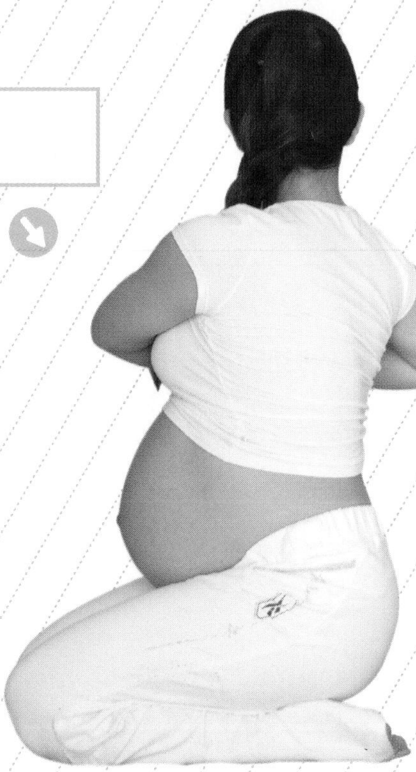

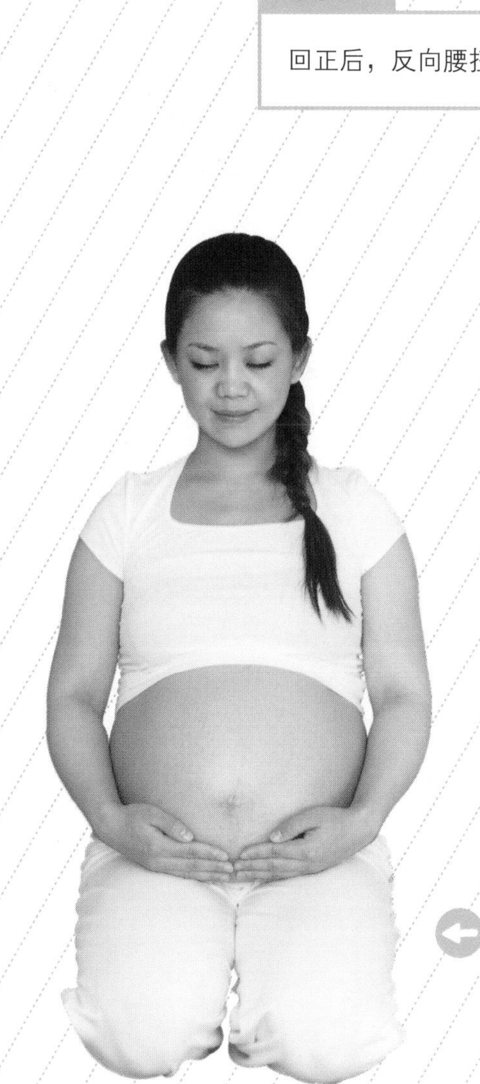

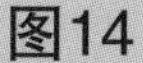

图14

收回金刚坐姿放松。结束练习。

我的提示

这是一组可以灵活练习的体位组合。从站姿开始1～14；从跪姿开始14～1；或从1～14再从14～1，最后回到站姿结束。如果选择晨起练习，会让一天精力充沛；睡前练习，有助于改善睡眠质量。

适合3~8个月练习

6. 站立平衡-树式组合

功效说明：随着孕期不断增长的体重，给腰背和臀腿带来很大压力，通过树式组合练习，能够在孕中晚期增强腿部能力，保持良好而正确的站姿。让背部舒展且挺直，使胎儿重量集中在大腿、臀部以及腹部肌肉力量上，并且受到这些部位的支撑。正确的站姿有助于防止后期腰背酸痛，增强腹部肌肉力量。坚持练习一段时间，有助于保证分娩时的体力，分娩后也较容易恢复原有身材。

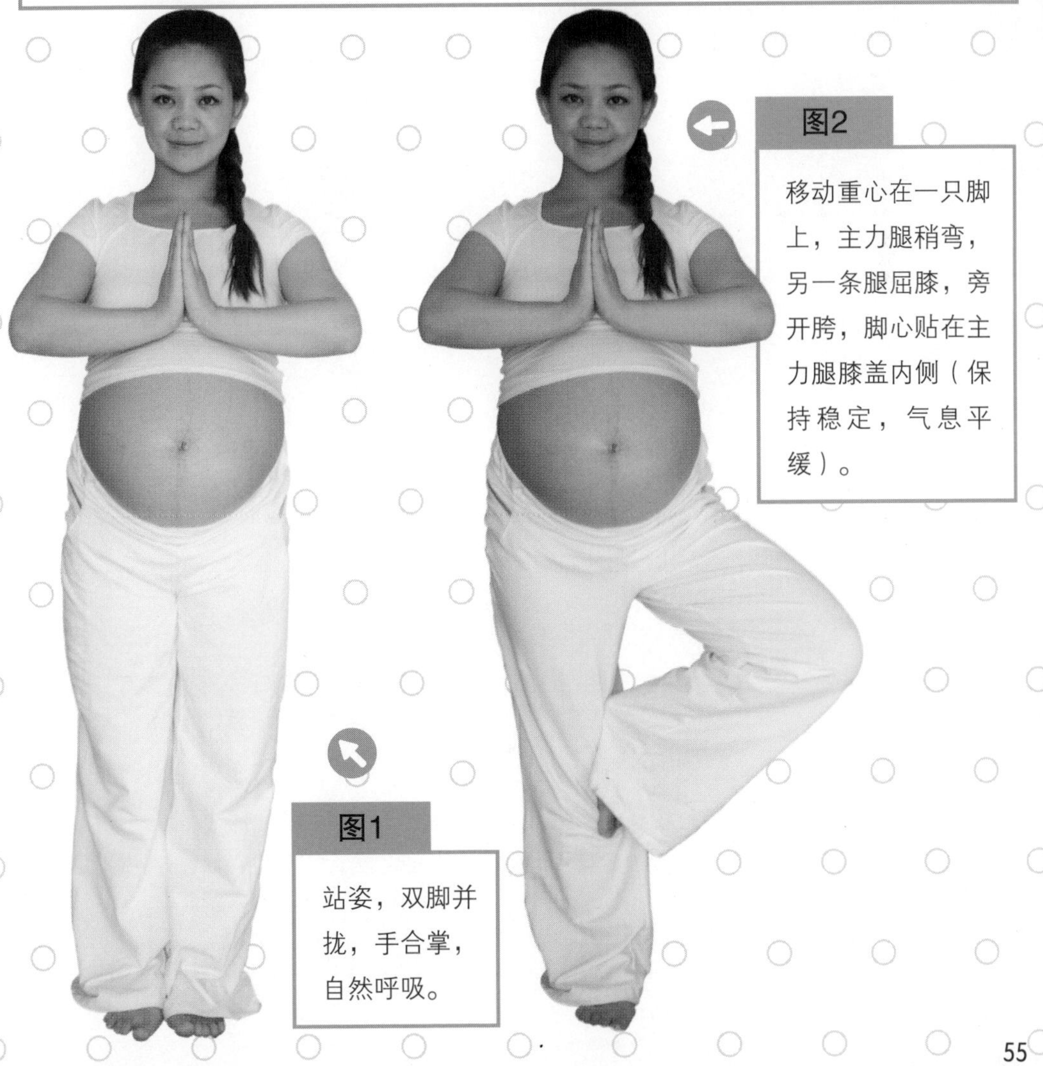

图2

移动重心在一只脚上，主力腿稍弯，另一条腿屈膝，旁开胯，脚心贴在主力腿膝盖内侧（保持稳定，气息平缓）。

图1

站姿，双脚并拢，手合掌，自然呼吸。

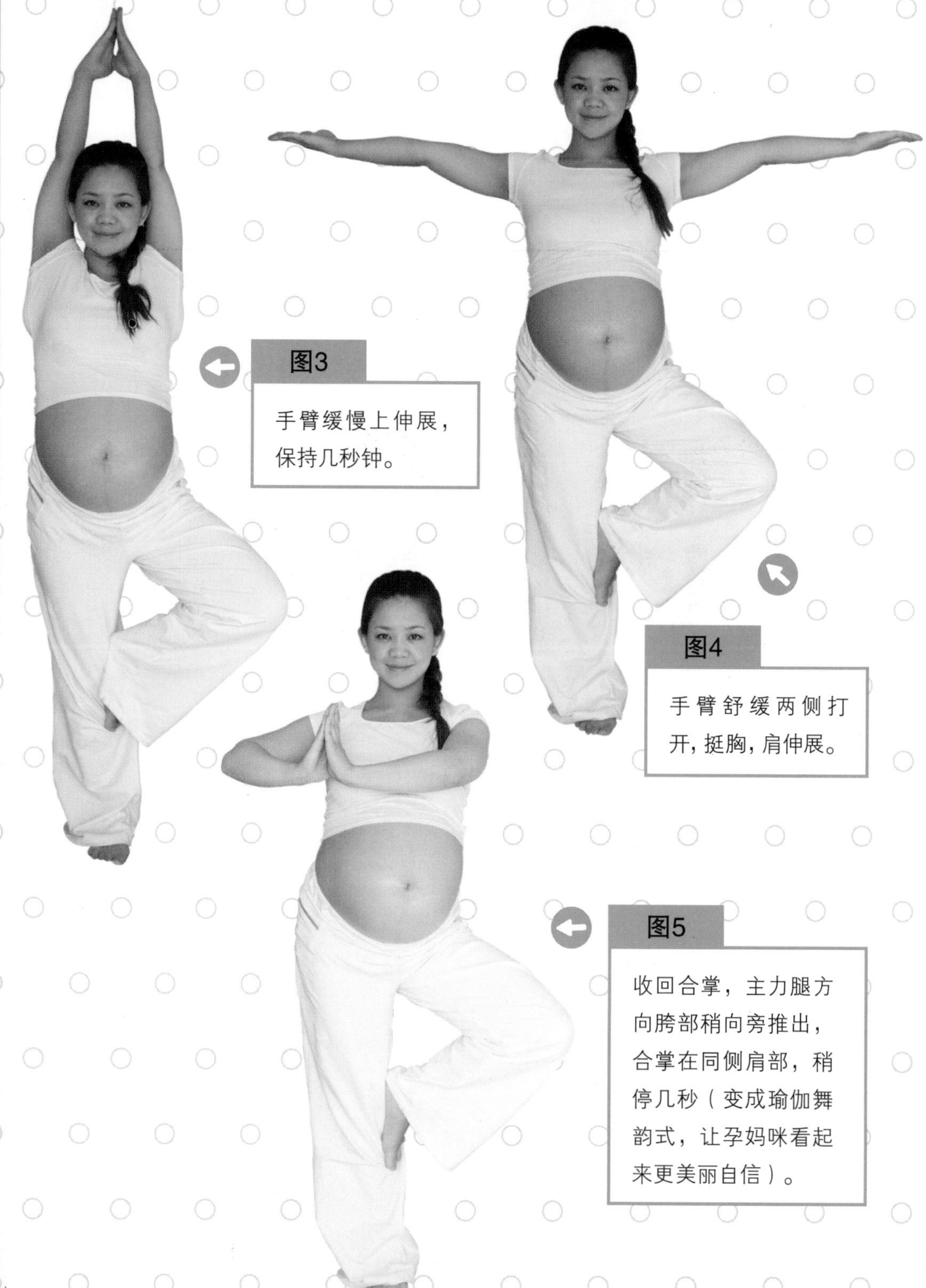

图3

手臂缓慢上伸展，
保持几秒钟。

图4

手臂舒缓两侧打
开，挺胸，肩伸展。

图5

收回合掌，主力腿方
向胯部稍向旁推出，
合掌在同侧肩部，稍
停几秒（变成瑜伽舞
韵式，让孕妈咪看起
来更美丽自信）。

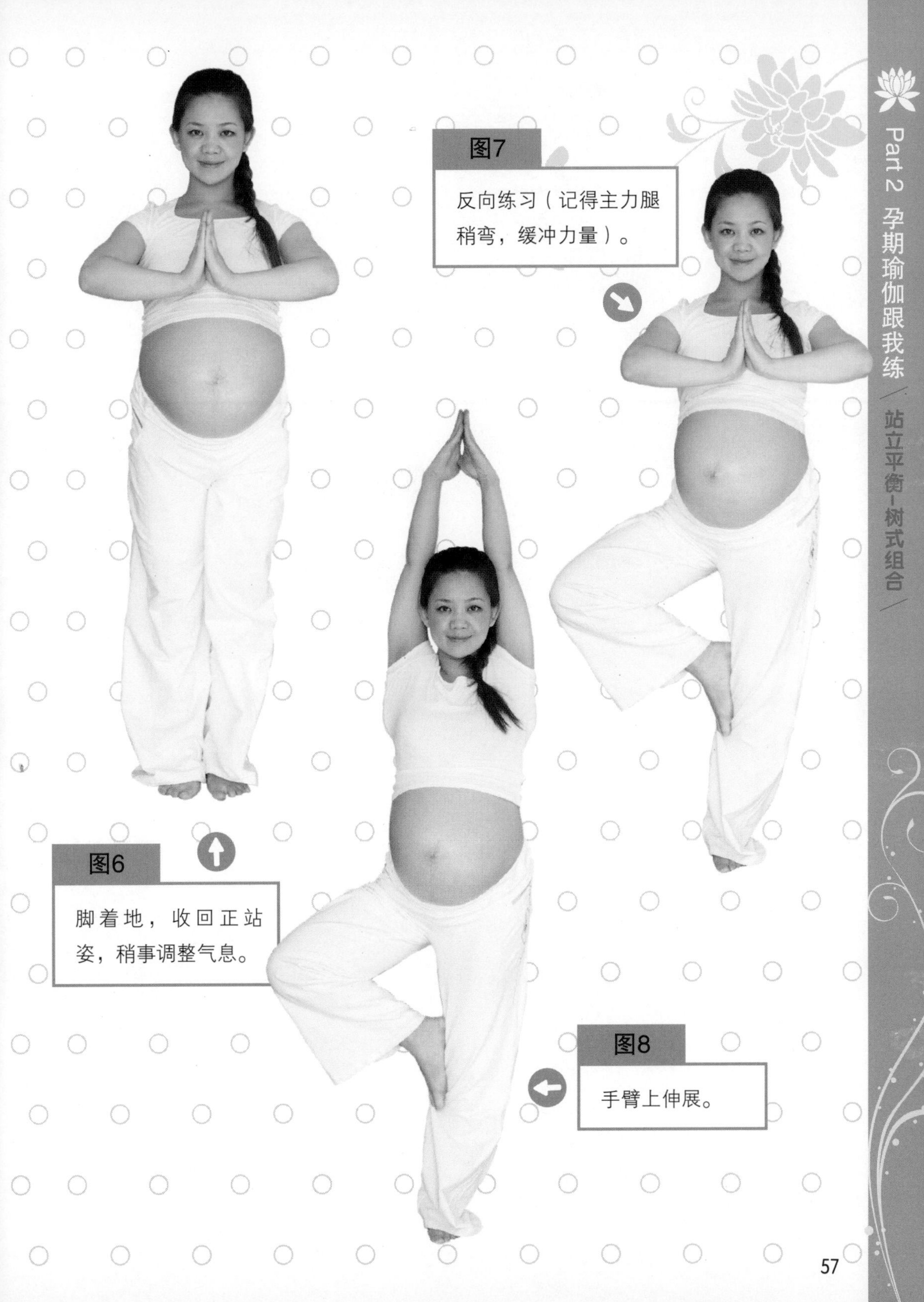

图7

反向练习（记得主力腿稍弯，缓冲力量）。

图6

脚着地，收回正站姿，稍事调整气息。

图8

手臂上伸展。

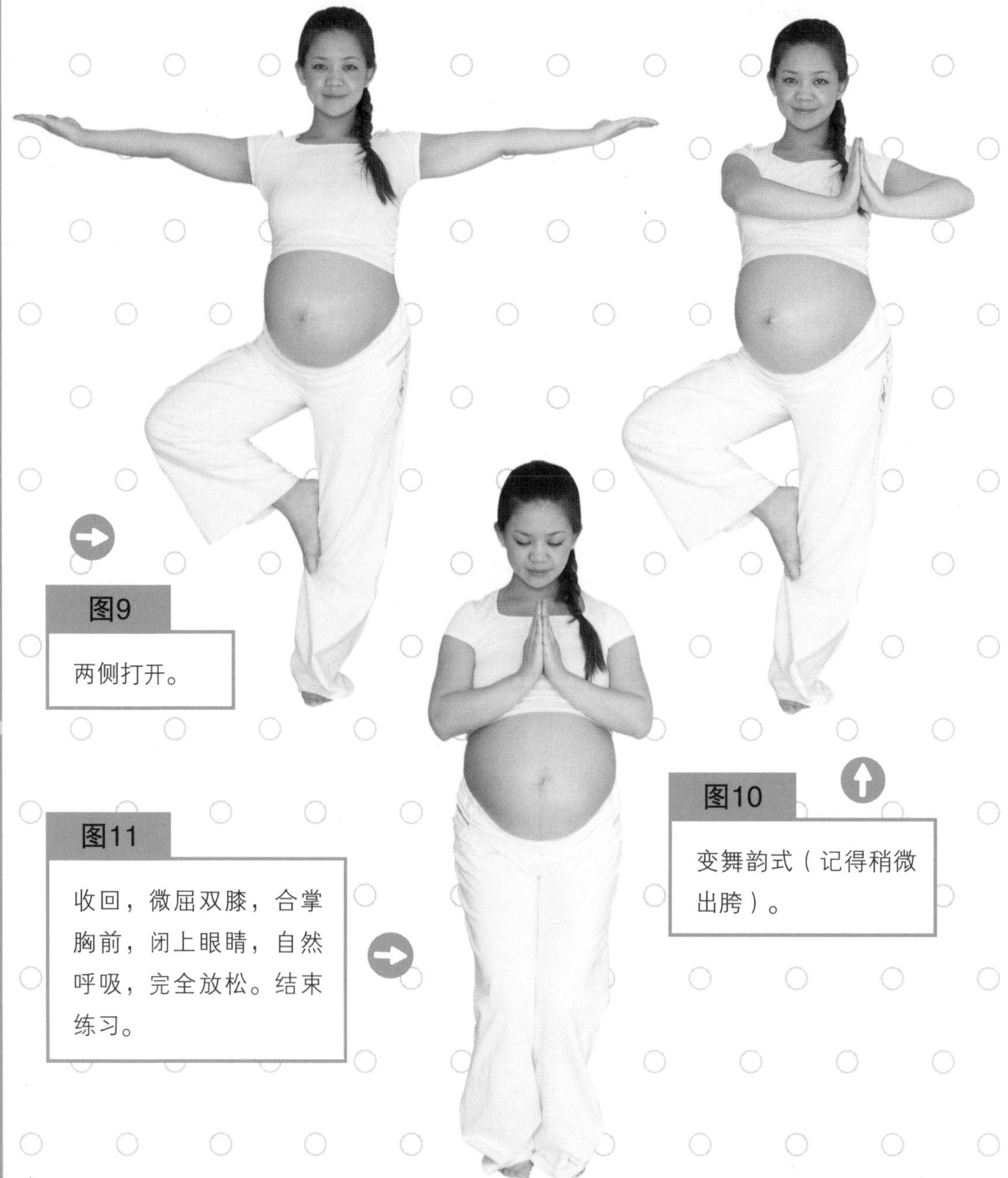

图9

两侧打开。

图10

变舞韵式（记得稍微出胯）。

图11

收回，微屈双膝，合掌胸前，闭上眼睛，自然呼吸，完全放松。结束练习。

我的提示

站姿平衡，是最适宜孕期练习的瑜伽体式，随时随地都可进行。通过几个简单变式，舒展全身肌肉和关节，促进全身血液循环，调整不良姿态同时增强孕妈咪的体能。进入孕第9月，由于腹部过于沉重，停止练习。

7. 站姿平衡-舞蹈式组合

适合3~8个月练习

功效说明：特别在孕期，和谐的舞蹈式练习，有助于增强平衡感、集中注意力和加强自信心，充分舒展髋关节和股四头肌，增强腹部皮肤和肌肉弹性，减少妊娠纹增长。坚持练习会让整个身体变得轻松而稳健。

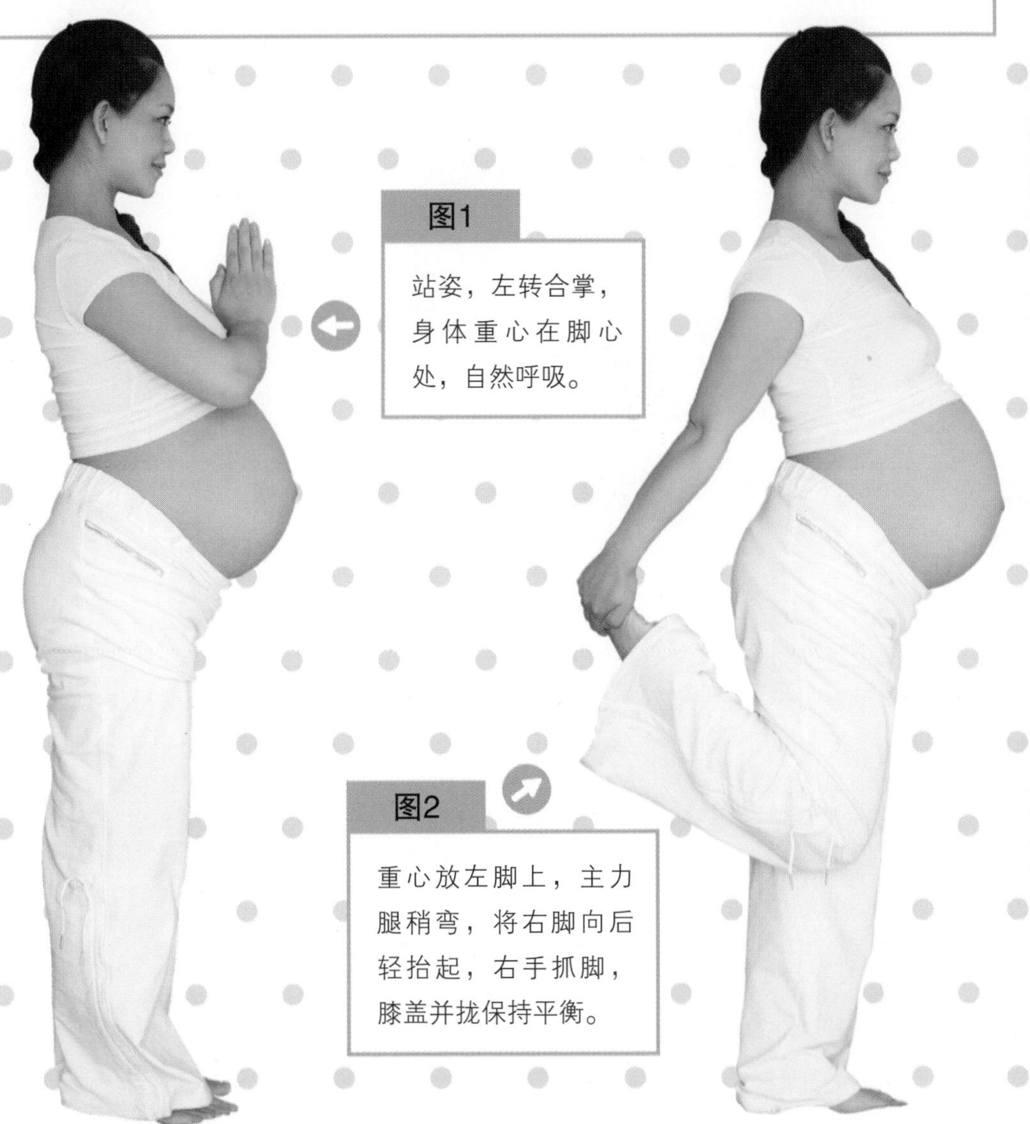

图1

站姿，左转合掌，身体重心在脚心处，自然呼吸。

图2

重心放左脚上，主力腿稍弯，将右脚向后轻抬起，右手抓脚，膝盖并拢保持平衡。

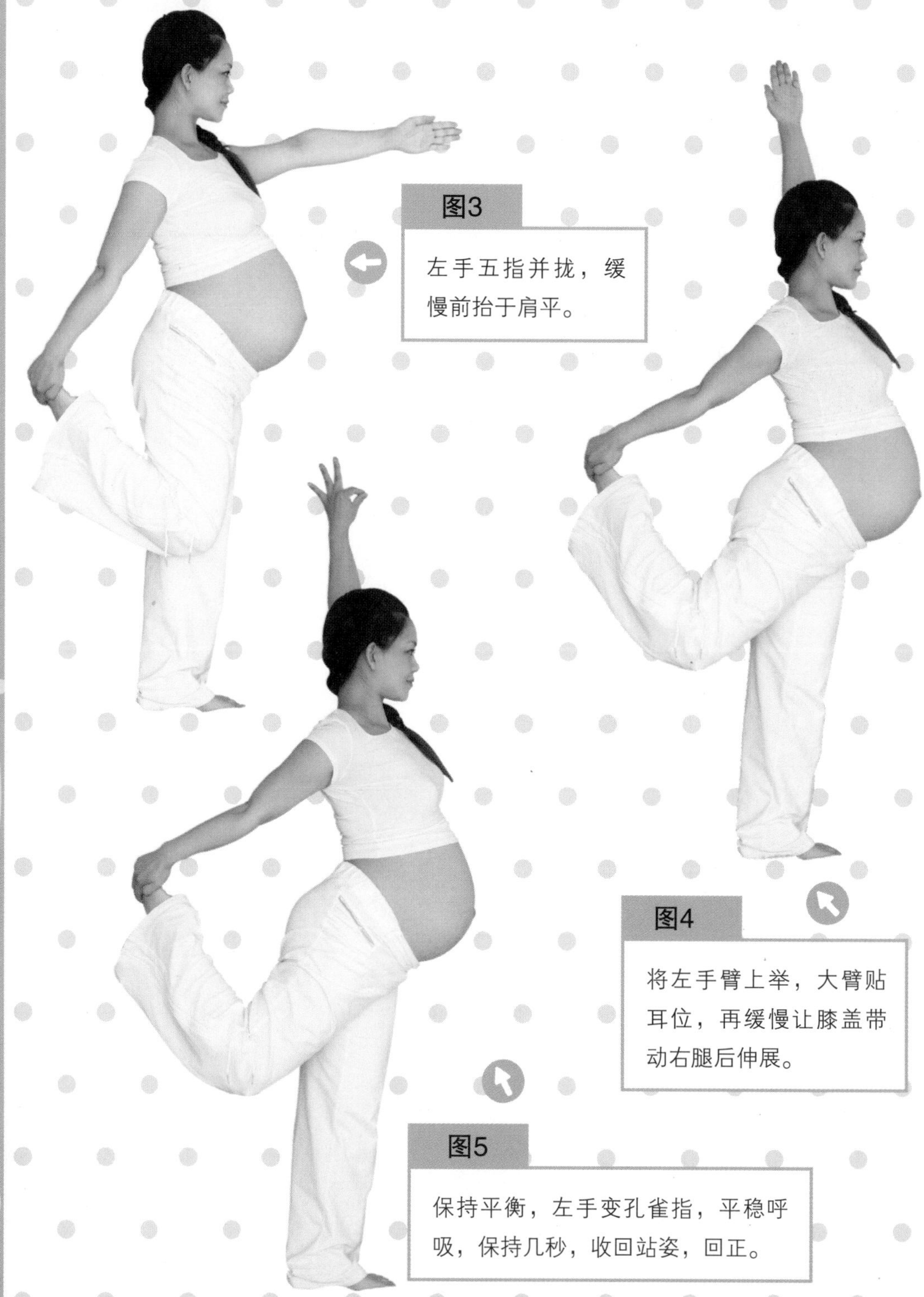

图3

左手五指并拢，缓慢前抬于肩平。

图4

将左手臂上举，大臂贴耳位，再缓慢让膝盖带动右腿后伸展。

图5

保持平衡，左手变孔雀指，平稳呼吸，保持几秒，收回站姿，回正。

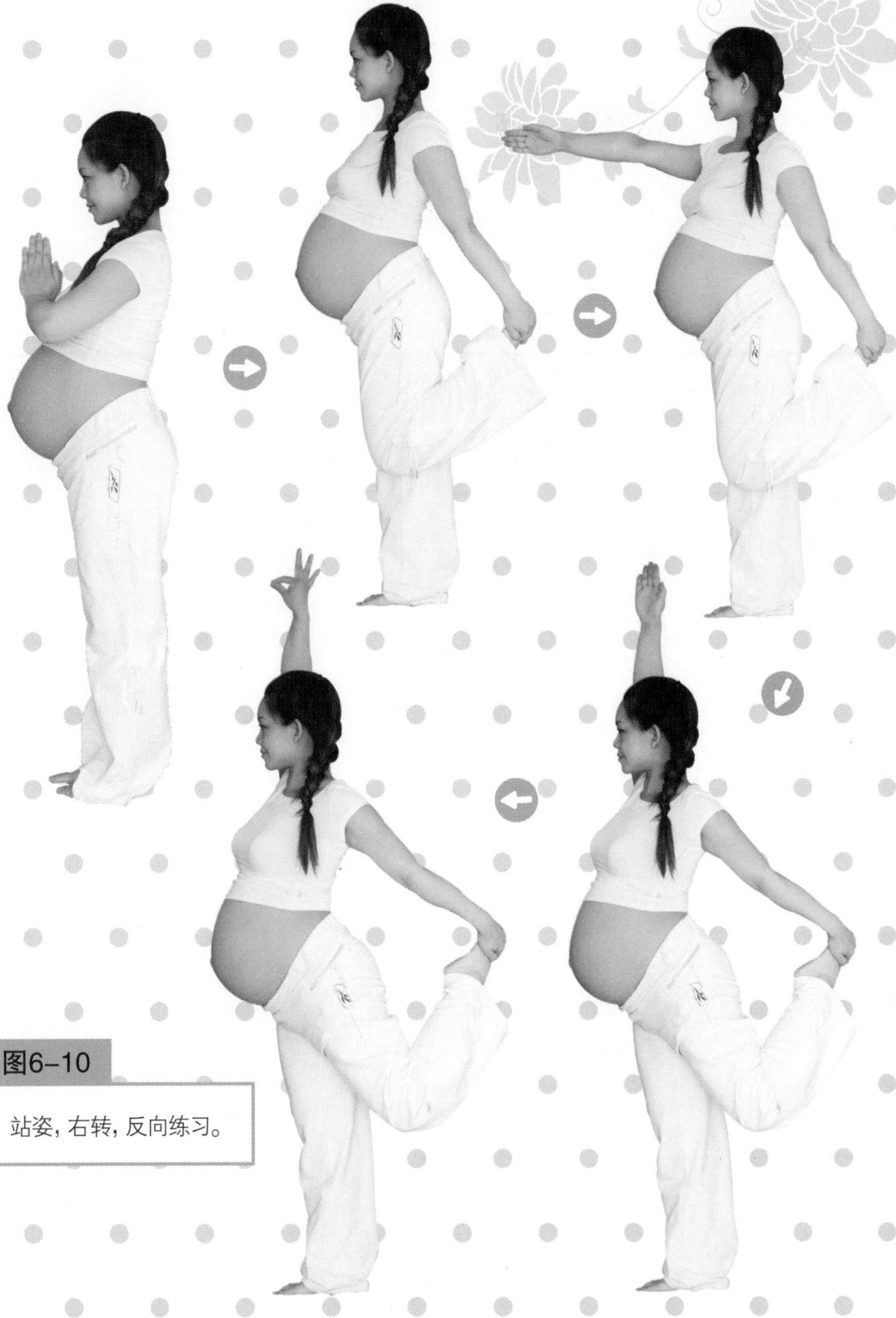

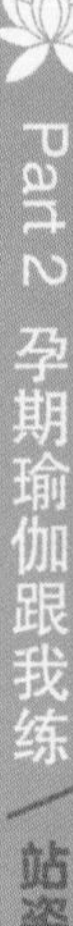

图6–10

站姿，右转，反向练习。

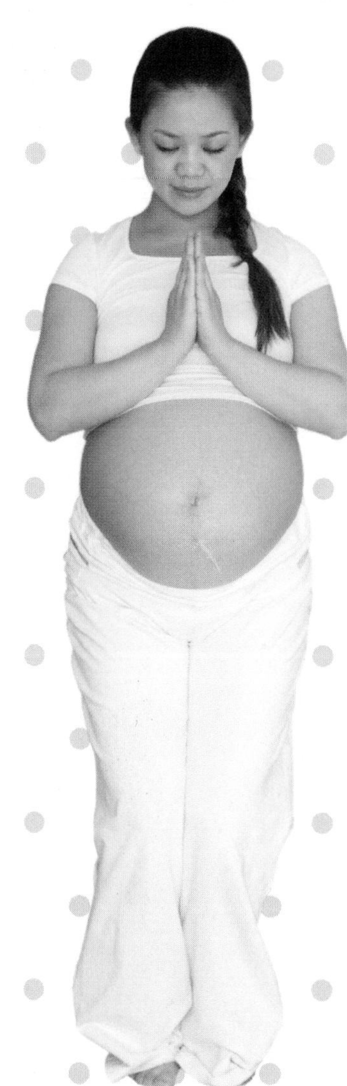

图11

收回正站姿，微屈双膝，合掌，调息放松，结束练习。

我的提示 如独立站姿练习有困难，可以找固定合适高度的物体辅助。练习前可先在腹部涂抹橄榄油进行按摩，增强腹部皮肤弹性。

适合3~8个月练习

8. 能量提升-战士加三角组合

功效说明：在整个孕程里，身体的稳定能力主要靠双腿和腰胯部来支撑，强健有力的双腿及稳定的腰跨部是在孕期特别要锻炼的。战士和三角体式，以安全的开立站姿为基础，加上体位变化重心的移动，充分加强了双腿和腰胯的能量发挥。循序渐进的练习能够增强体能，充沛精力，更会给日渐沉重的身体以强有力的支撑。

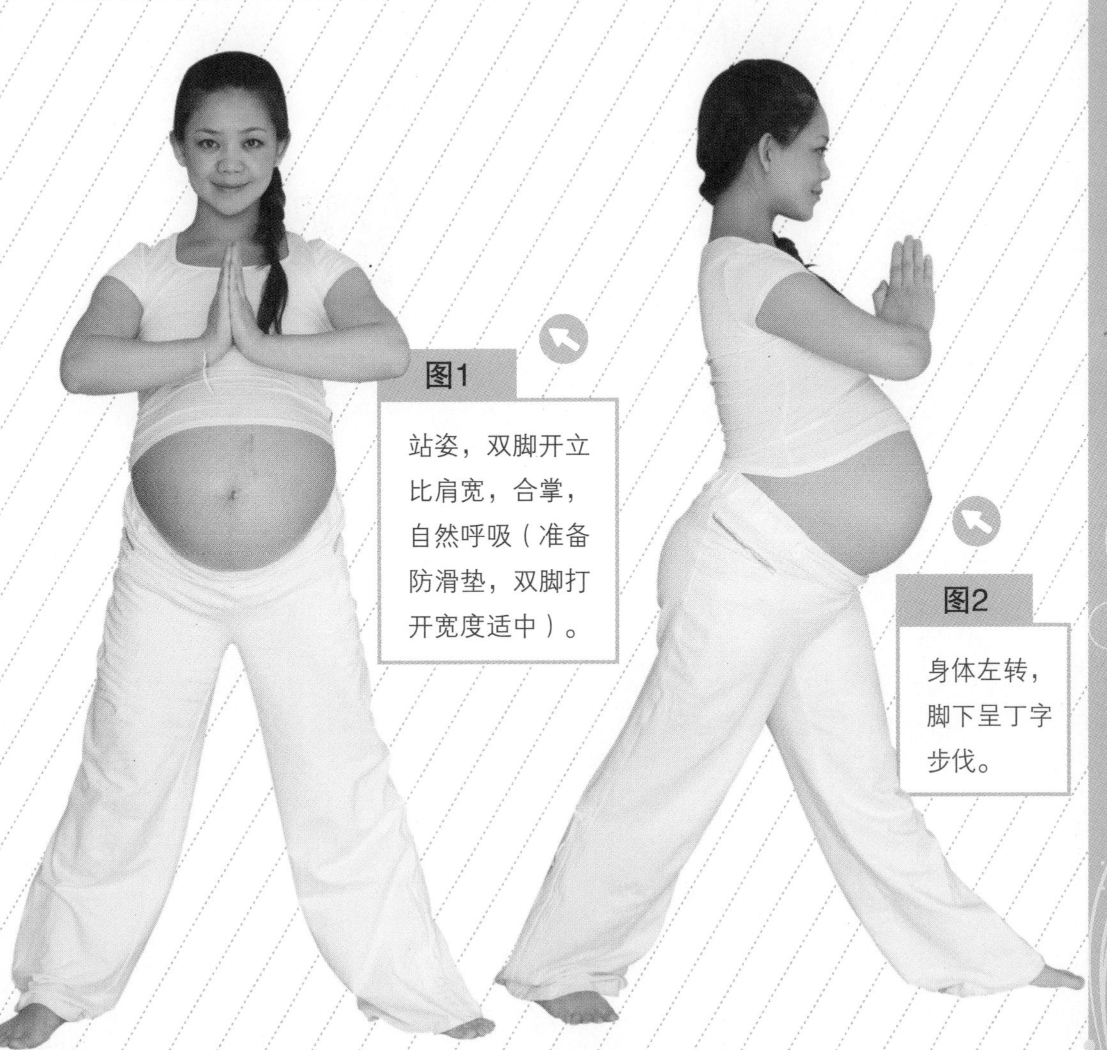

图1

站姿，双脚开立比肩宽，合掌，自然呼吸（准备防滑垫，双脚打开宽度适中）。

图2

身体左转，脚下呈丁字步伐。

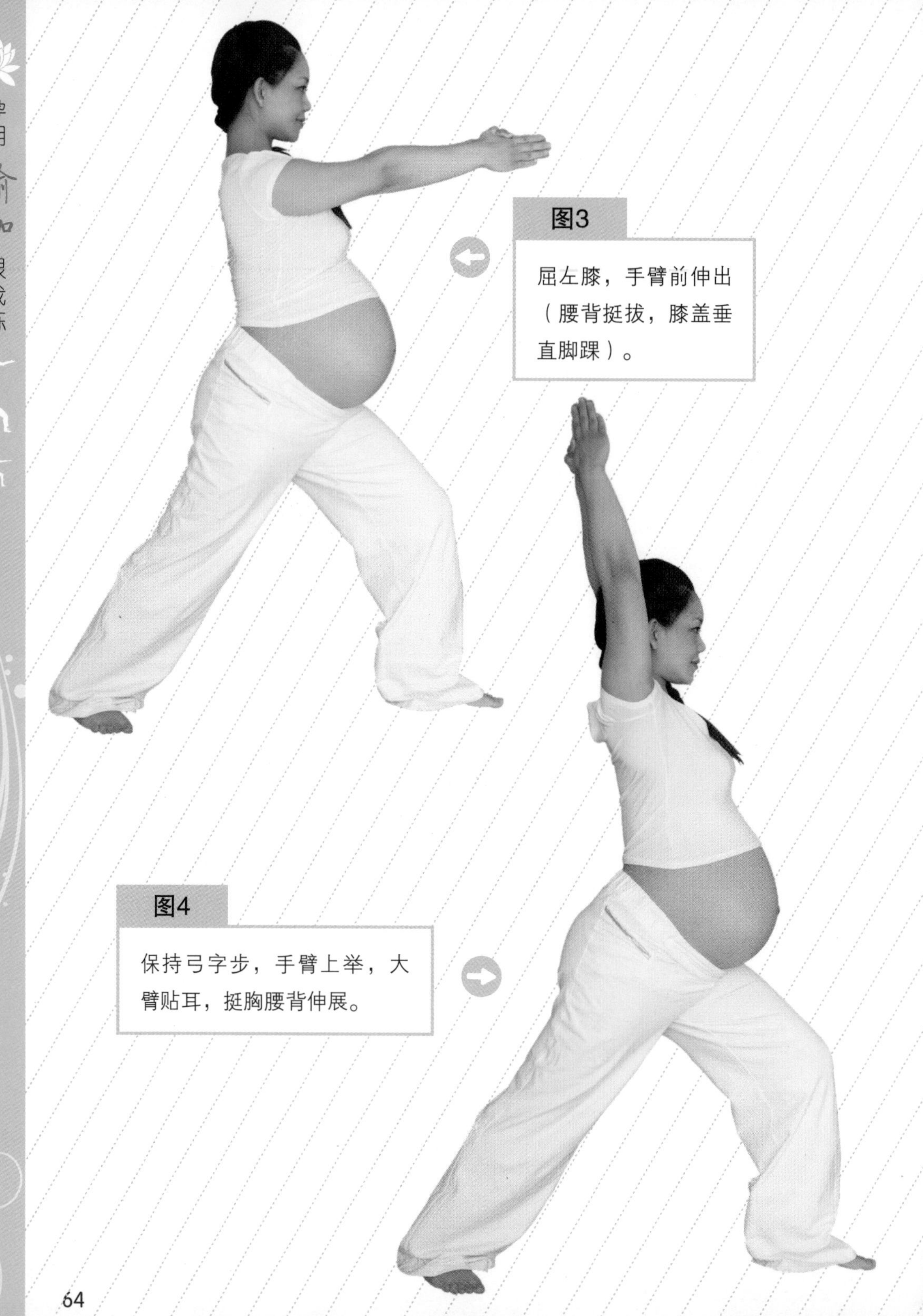

图3

屈左膝，手臂前伸出（腰背挺拔，膝盖垂直脚踝）。

图4

保持弓字步，手臂上举，大臂贴耳，挺胸腰背伸展。

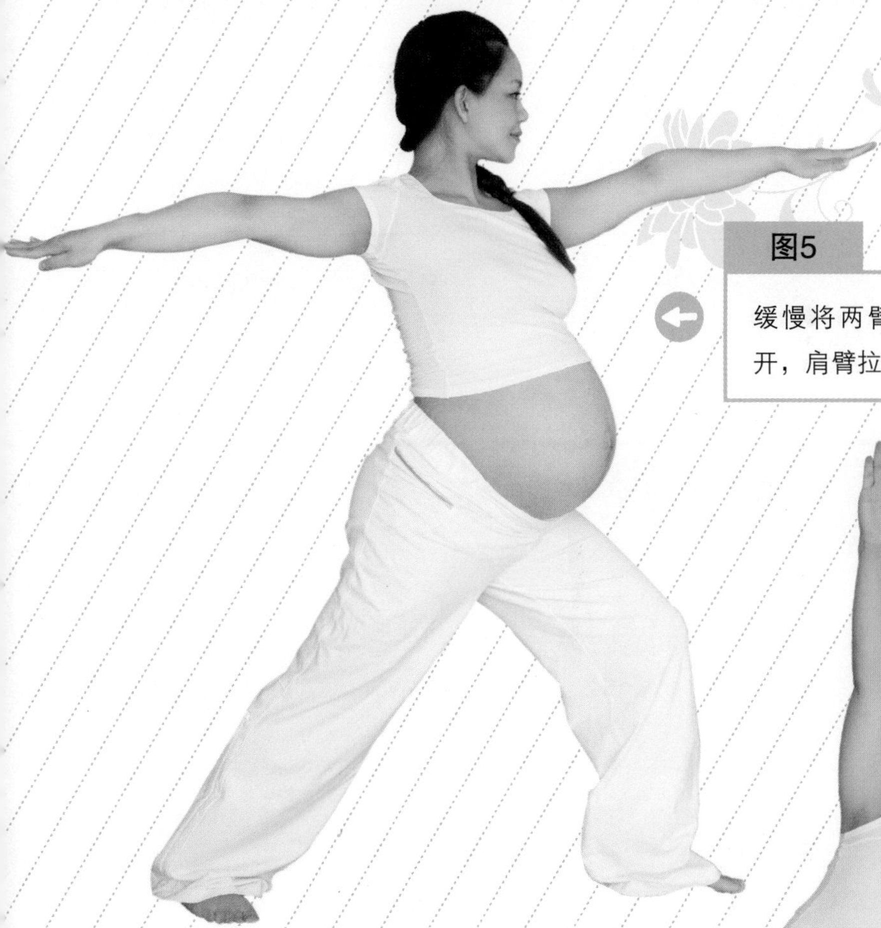

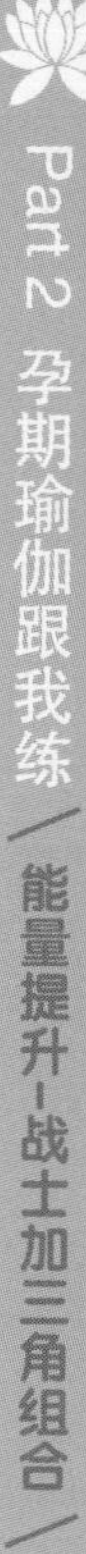

图5

缓慢将两臂前后打开，肩臂拉伸。

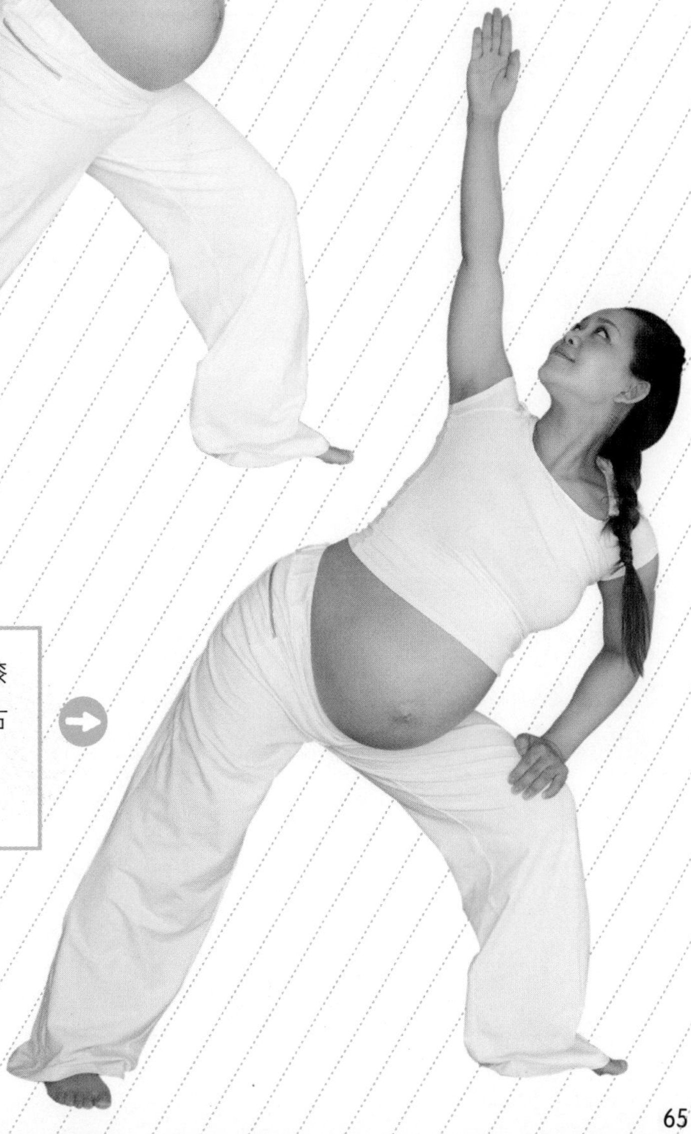

图6

左臂屈肘，手扶膝盖，调整重心后，右臂上举，垂直地面，眼随手上看。

图7

缓慢将左腿伸直，手下滑扶脚踝或地面，两臂垂直（如果感觉此体位有难度或不舒服，直接从图6收回开立站姿，进入反向练习）。

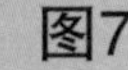

图8

将右手落下，两手与肩同宽在两脚中位扶地。稍事休息。

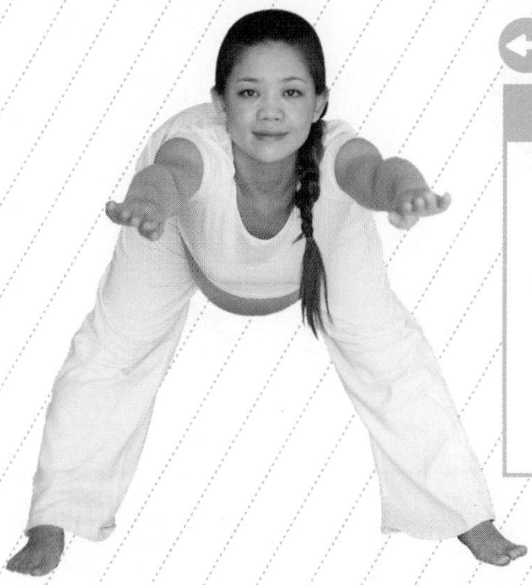

图9

手臂前抬与肩高，伸展脊柱和腰背部（抬起幅度自行掌握，轻松为主）。

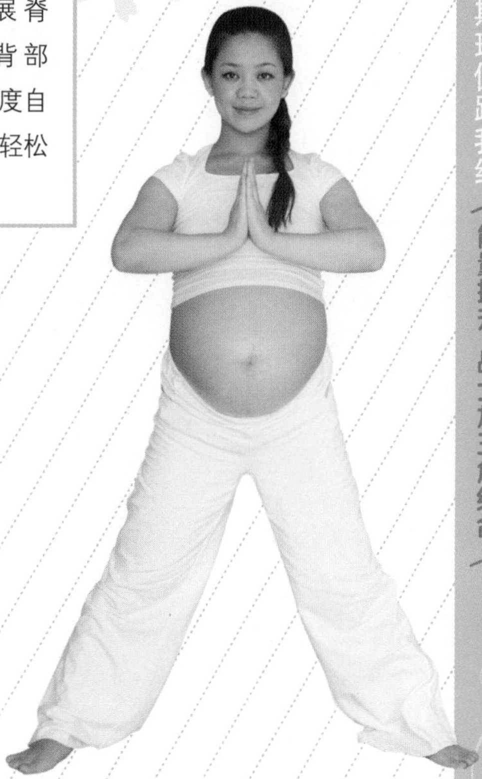

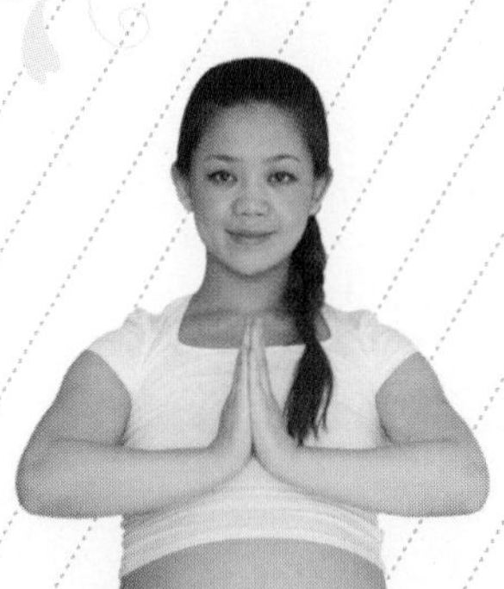

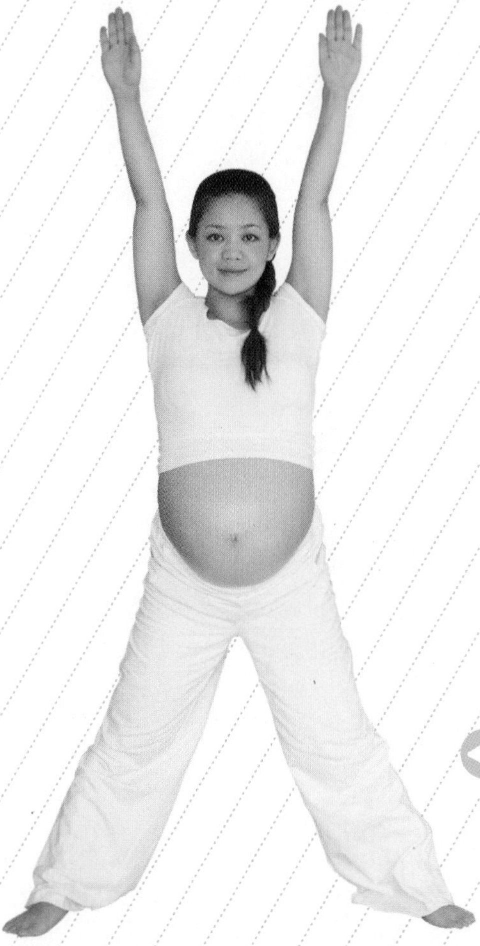

图11

恢复准备姿势，调整气息。

图10

手臂带动缓慢起身，腋下舒展。

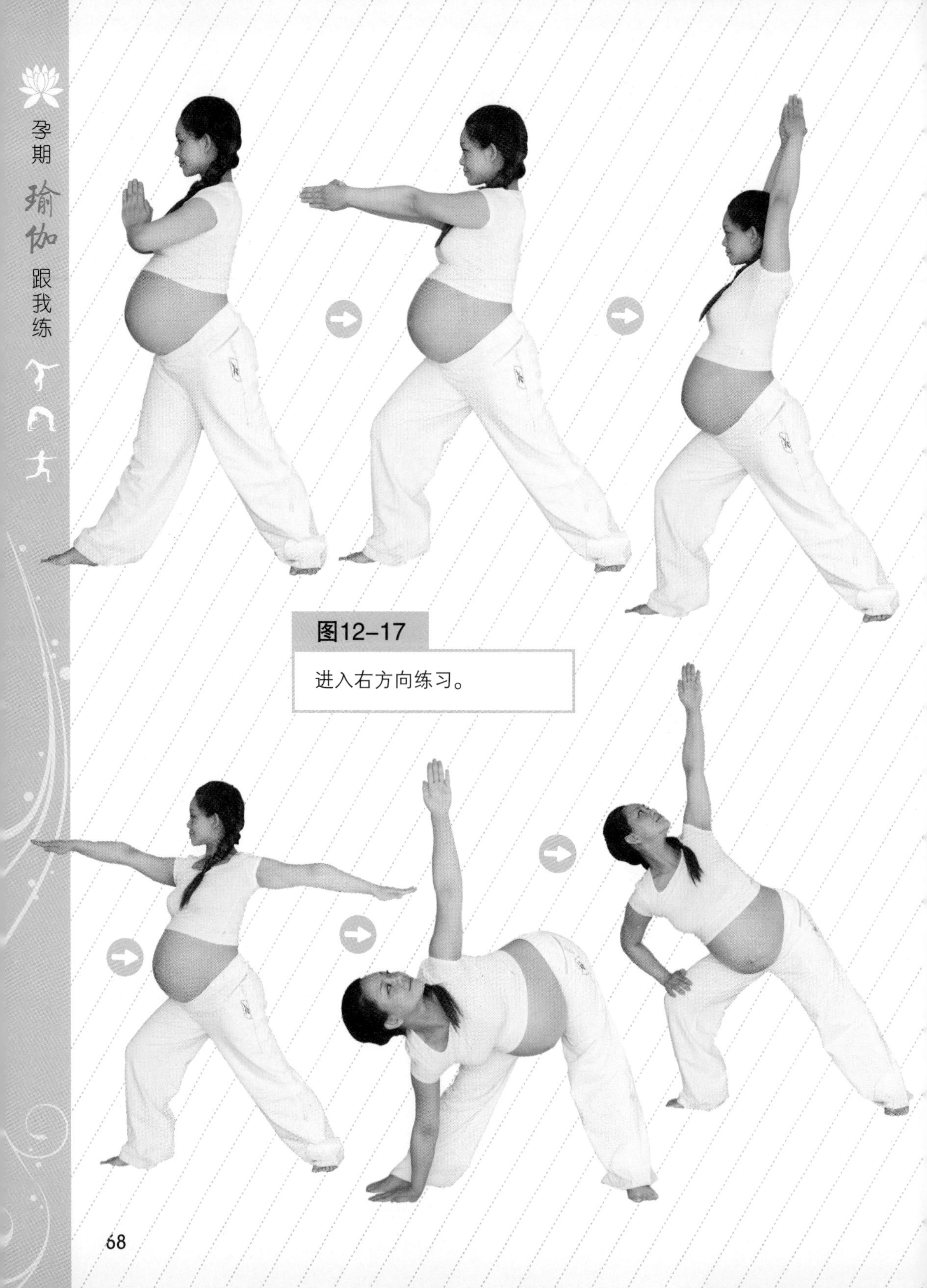

图12-17

进入右方向练习。

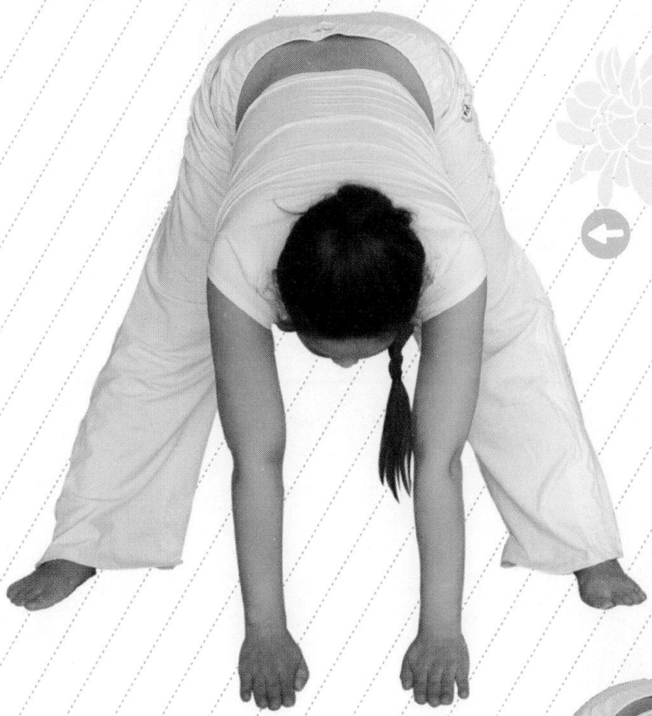

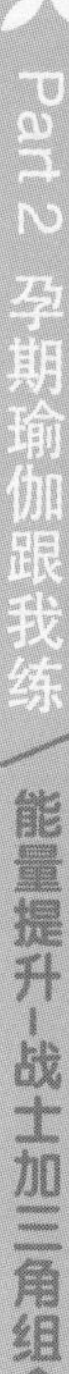

图18

双手扶地，稍事休息。

图19

指尖点地，背部放松。

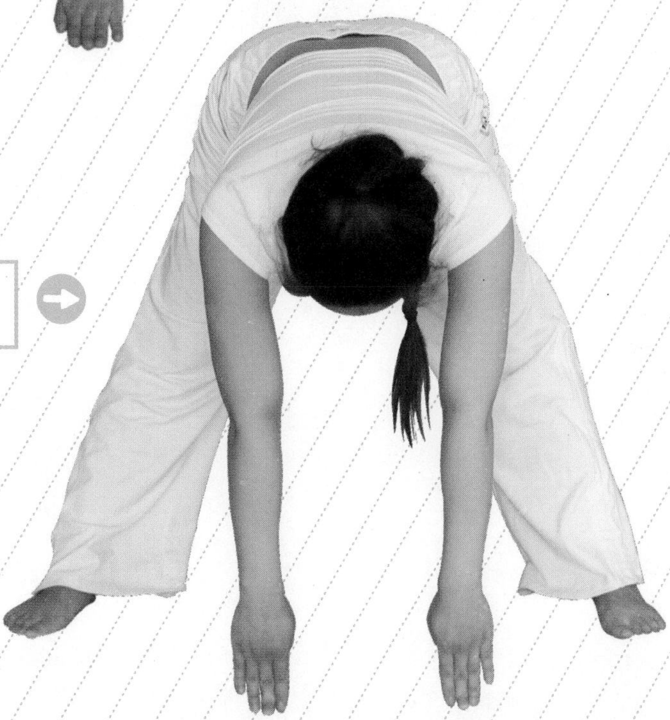

图20

手臂自然下垂，背带动缓慢起身（起身时头和颈部放松）。

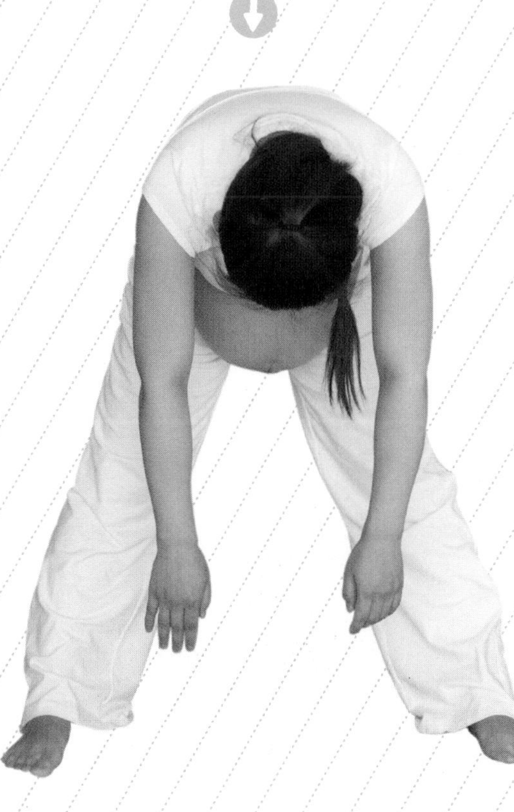

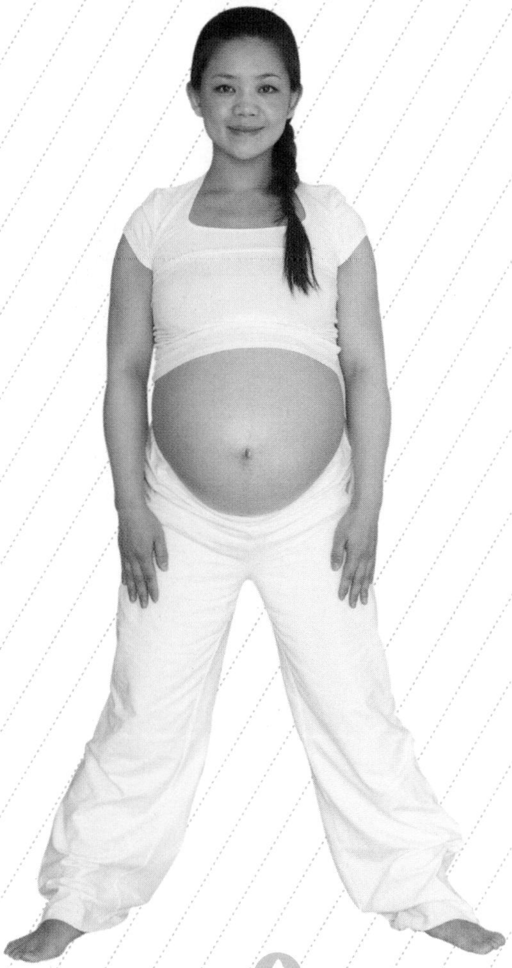

图21

回到开立站姿，放松，结束练习（双脚同时收脚尖、脚跟，缓慢并拢）。

我的提示

练习时注意选择防滑垫，特别是孕期瑜伽练习，双脚打开幅度不要过大，防止增重的身体给膝盖带来压迫感。起初可进行1-6，包括反向练习；熟练后再进行1-11加反向练习，循序渐进让身体慢慢适应。

适合全程十月练习

9. 完全放松组合

功效说明：10个月的孕育，让每位孕妈咪都将经历心境复杂，情绪多变，用瑜伽的方式及时调整和有意识的放松，改善孕妈咪心绪，得到身体、心理和精神三方面同时的轻松感。让处在特殊时期的女性集中更多注意力，来培养充分的母爱给腹中的宝宝，达到母子共同的身心愉悦。

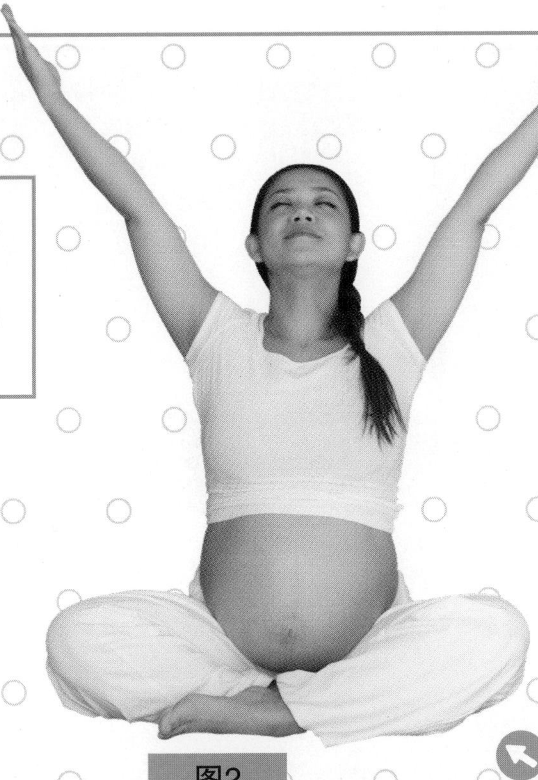

图1

简易坐姿，双手轻扶胸口，自然深层的腹式呼吸（感受心脏每次有力而平稳的跳动，都在给胎宝宝输送全面的营养能量）。

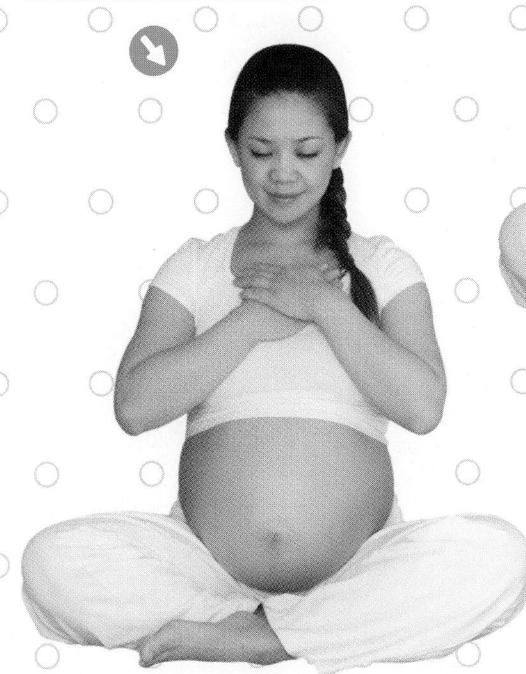

图2

深吸气，双臂向上打开，保持姿势，唇微张吐气放松。自然呼吸，同时进入瑜伽冥想（阳光沐浴，微风吹拂，大自然在给予力量，让孕妈咪和胎宝宝都充满活力，健康而又有神气）。

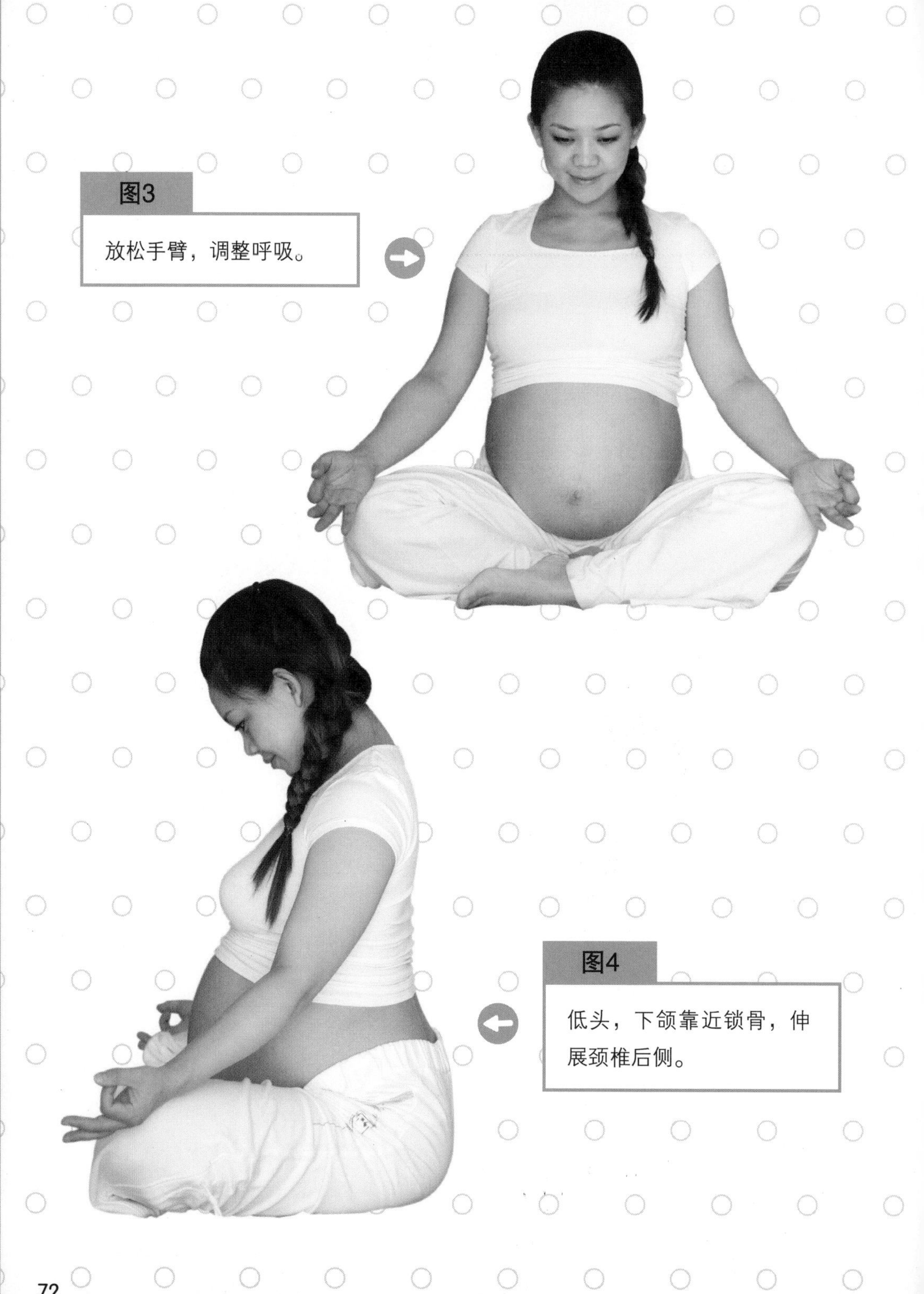

图3

放松手臂，调整呼吸。

图4

低头，下颌靠近锁骨，伸展颈椎后侧。

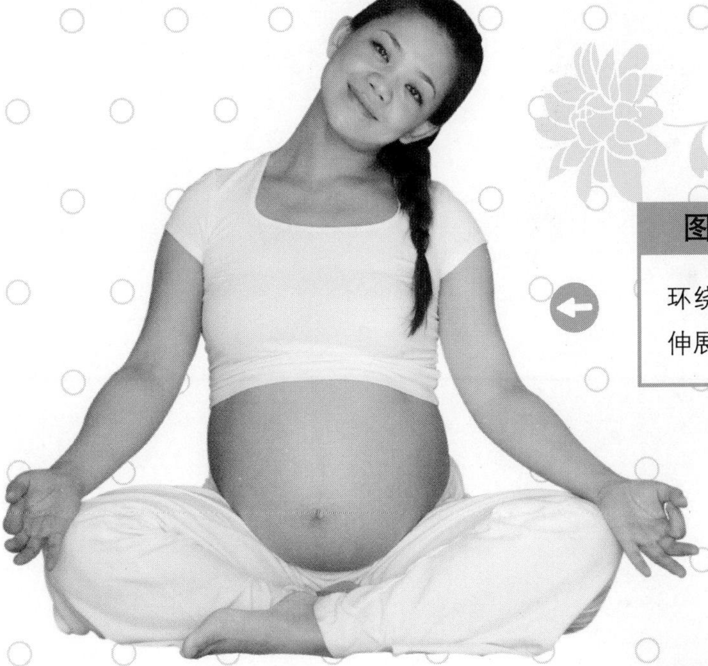

图5

环绕至左耳靠近左肩头，伸展颈椎右侧。

图6

稍停几秒，闭目放松。

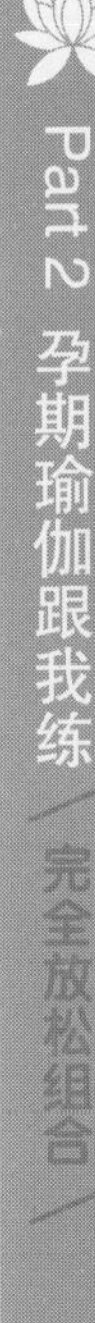

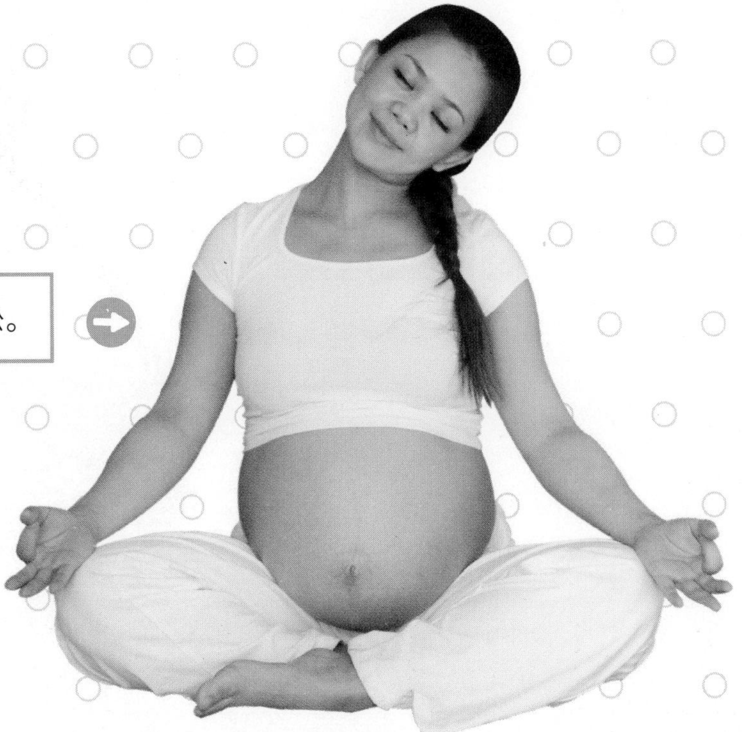

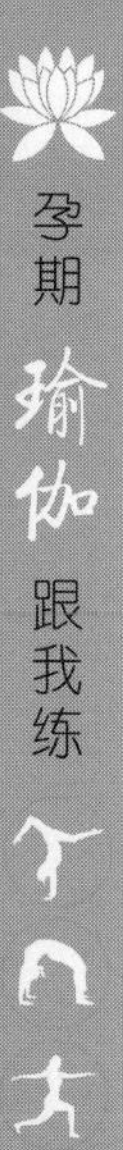

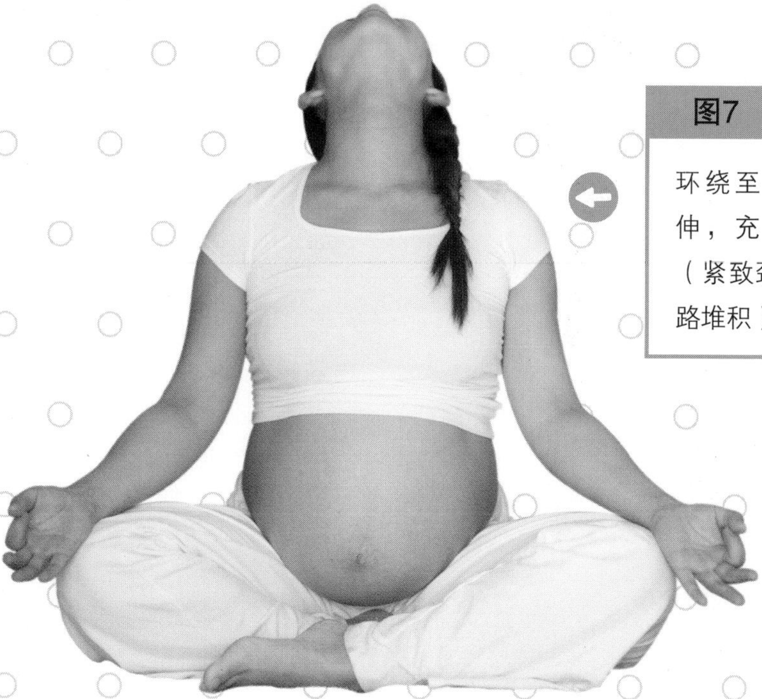

图7

环绕至头后仰，下颌上伸，充分舒展颈部前侧（紧致颈部皮肤，防止纹路堆积）。

图8

侧面演示。

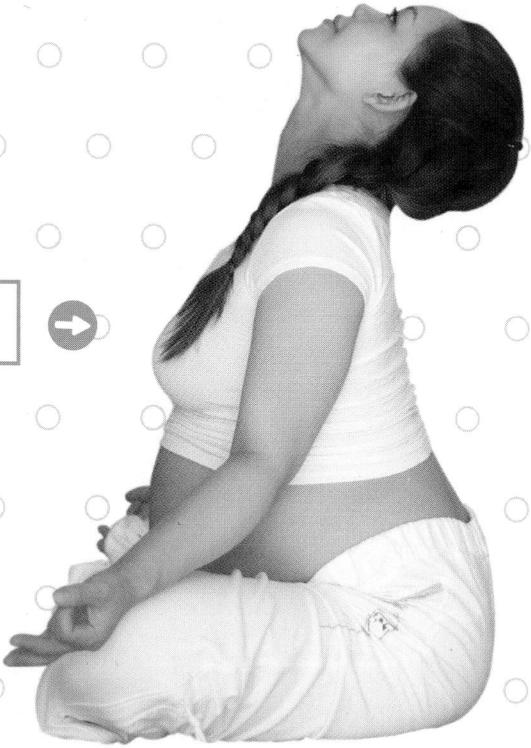

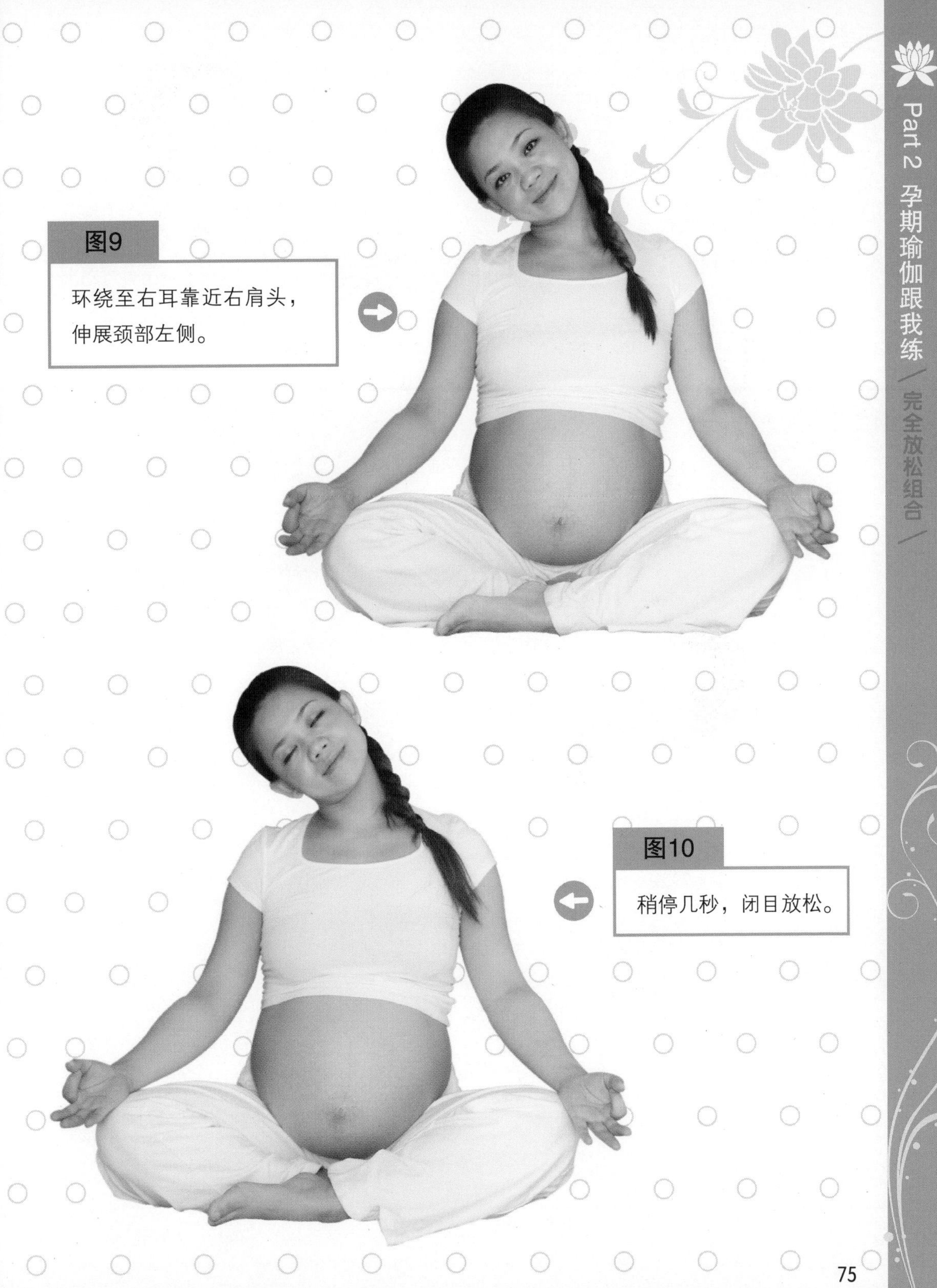

图9

环绕至右耳靠近右肩头，伸展颈部左侧。

图10

稍停几秒，闭目放松。

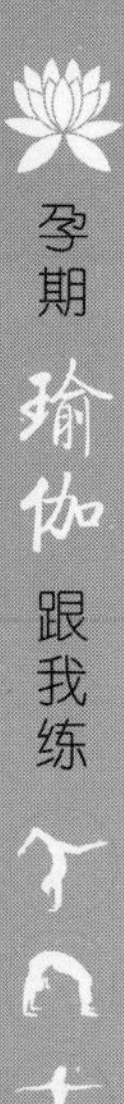

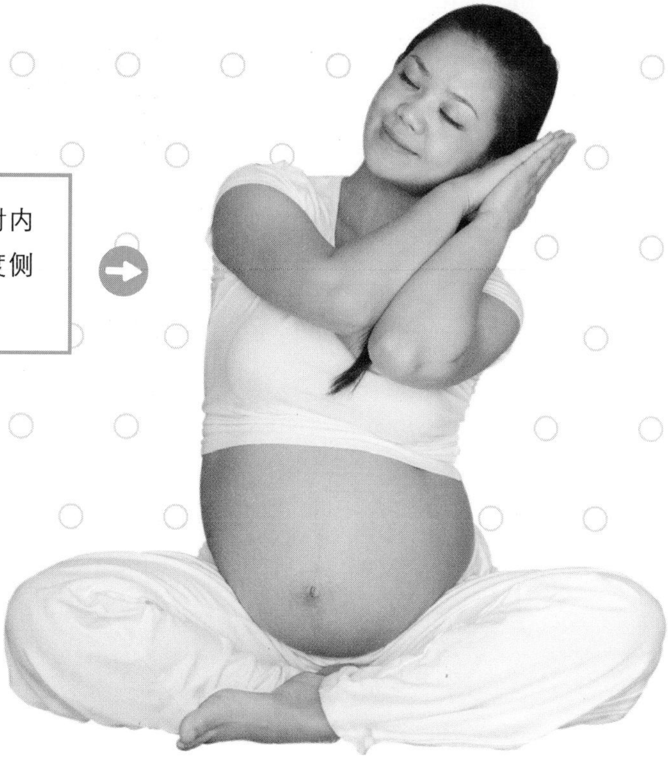

图11

回正后双手合掌，两肘内夹，左侧贴耳，轻幅度侧腰伸展，闭目放松。

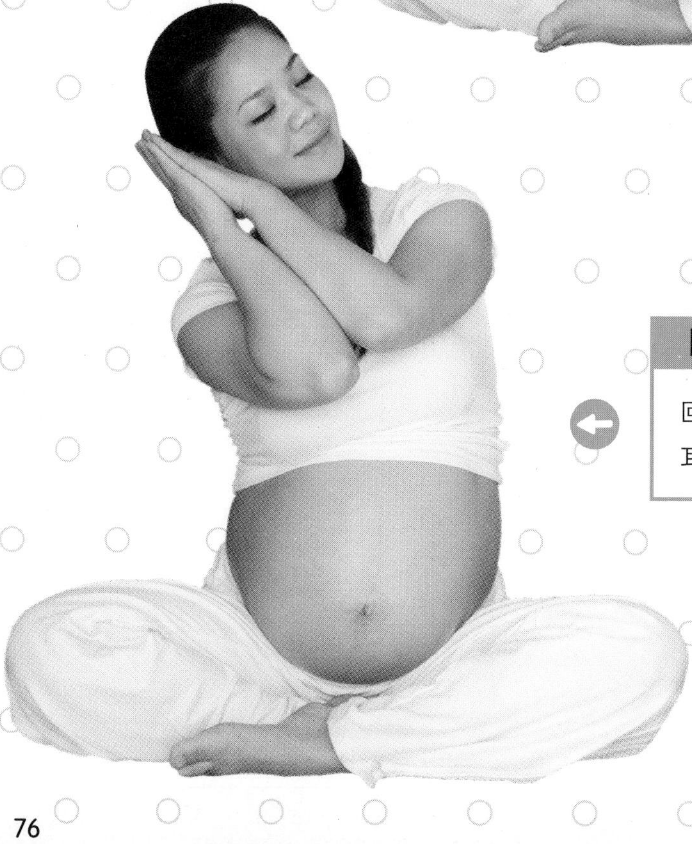

图12

回正，合掌，夹肘，右贴耳，侧腰伸展，放松。

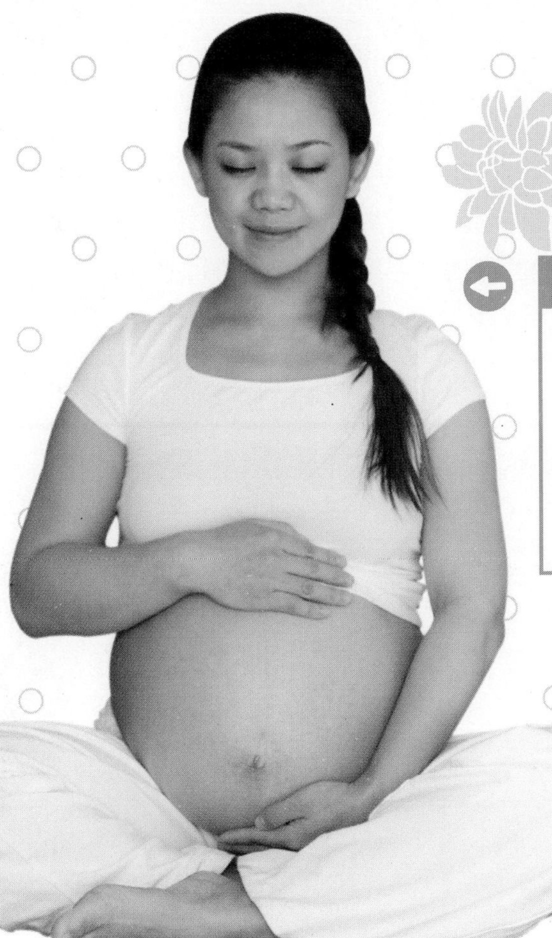

图13

收回正坐姿，两手上下分别轻扶腹部，回到自然深层的腹式呼吸。结束练习（双手感受胎儿的运动给妈咪传来的健康信息）。

我的提示

找一处安静舒适的空间，让孕妈咪和胎宝宝同时体会一吸一呼之间给身体带来的养分，完全投入在放松过程中，并有意识的祝福胎宝宝在腹中健康，聪明又漂亮的成长。如果你能坚持10个月的练习，将是对宝宝最好的胎教，相信他会给妈妈以最完美的呈现。

适合晚期和办公室妈咪练习

10. 座椅辅助练习组合

功效说明：进入孕晚期，大部分孕妈咪都避免不了沉重的身体给腿部，特别是脚踝带来的肿胀，严重时全身都有浮肿迹象。所以适当且简单的瑜伽体位练习对改善孕晚期的身体状况有一定效果，坚持每天活动手指、手腕，脚趾、脚踝，肩部和膝盖并把脚抬高是十分必要的。

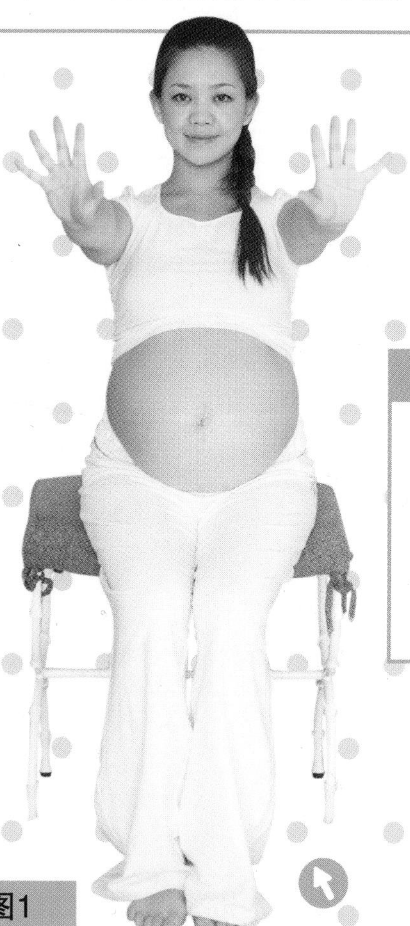

图1

正坐姿，腰背挺拔。膝并拢或微开，手臂前伸，掌跟推出，努力张开五指（增强大腿内侧肌肉力量，促进手指小关节处血液循环）。

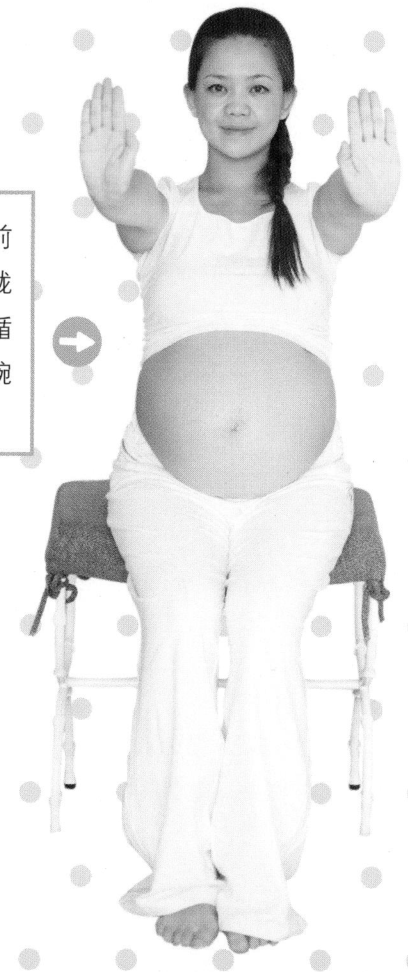

图2

保持掌跟前推，用力并拢五指（血液循环加速使手腕感觉舒适）。

图3

变指尖朝下，手腕前伸，张开五指。

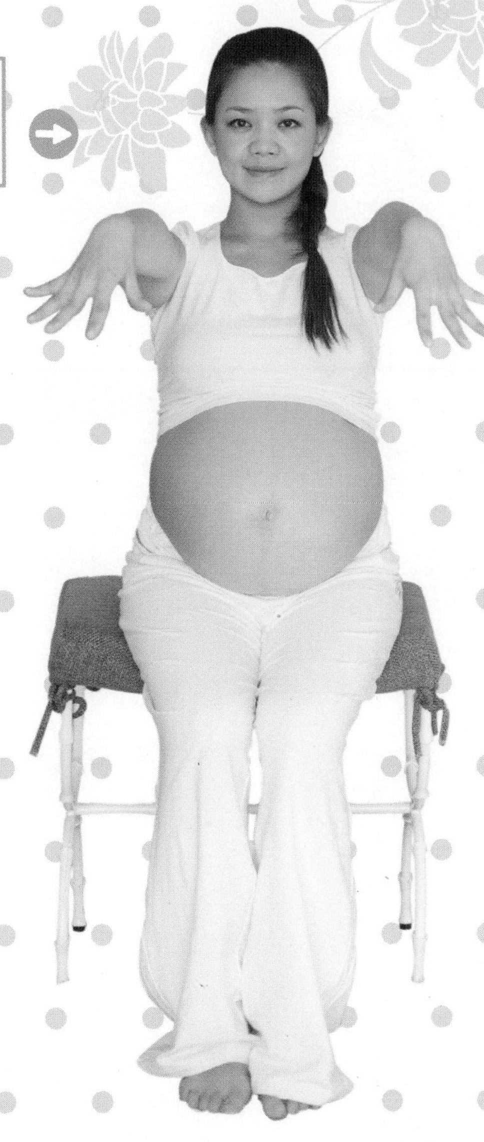

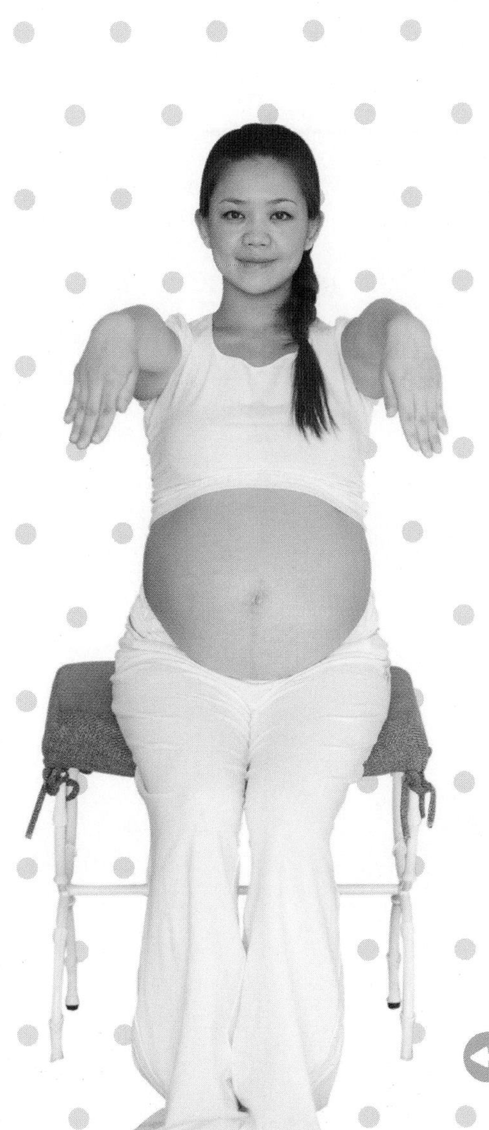

图4

保持手腕前伸，五指并拢。

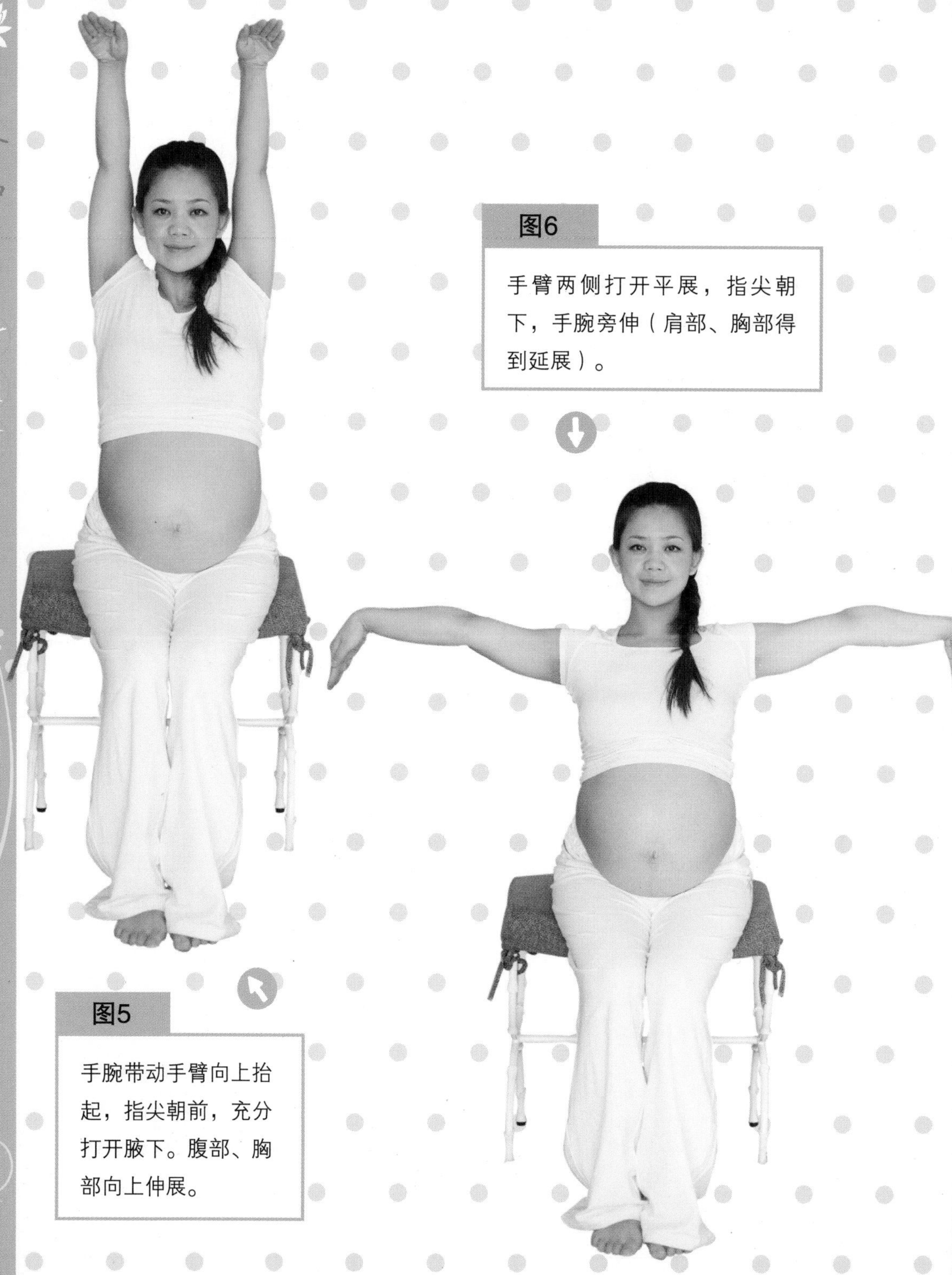

图6

手臂两侧打开平展，指尖朝下，手腕旁伸（肩部、胸部得到延展）。

图5

手腕带动手臂向上抬起，指尖朝前，充分打开腋下。腹部、胸部向上伸展。

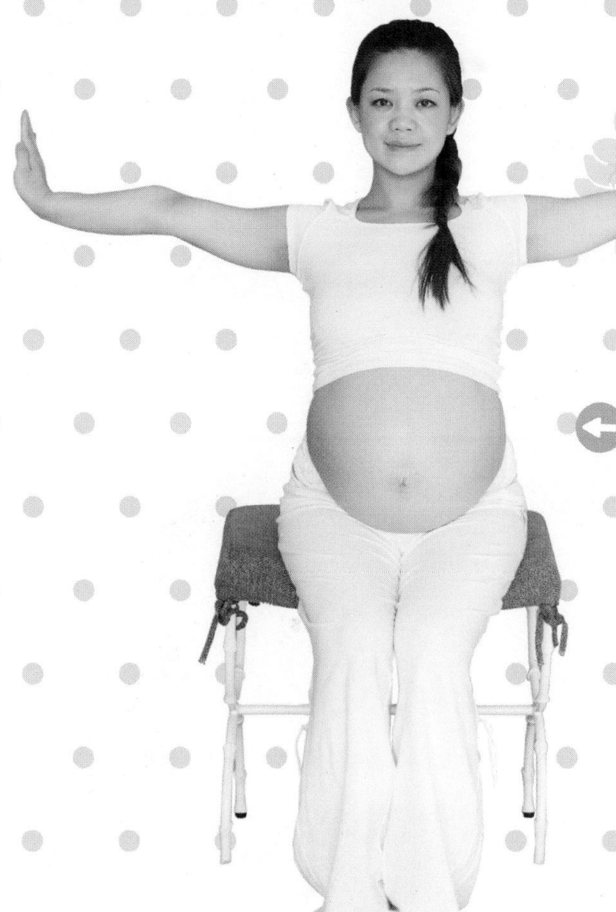

图7

变指尖朝上，掌跟旁推，保持几秒，放松手臂。

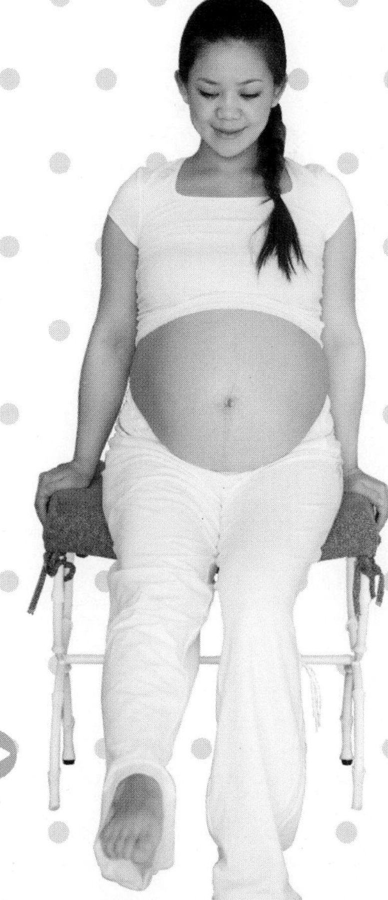

图8

双手向后扶稳座椅，伸出一只脚，绷脚，脚趾向下抓。

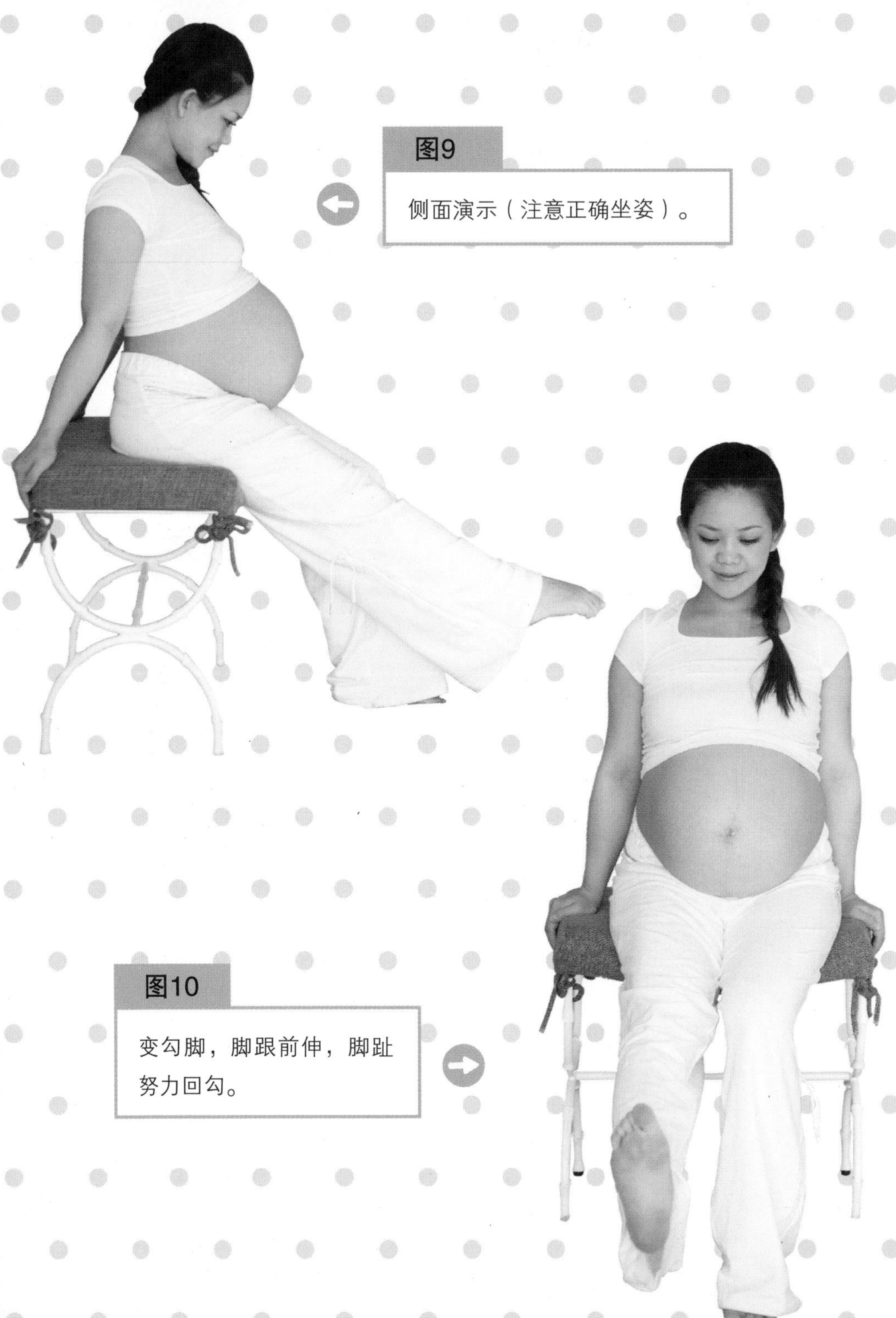

图9

侧面演示（注意正确坐姿）。

图10

变勾脚，脚跟前伸，脚趾努力回勾。

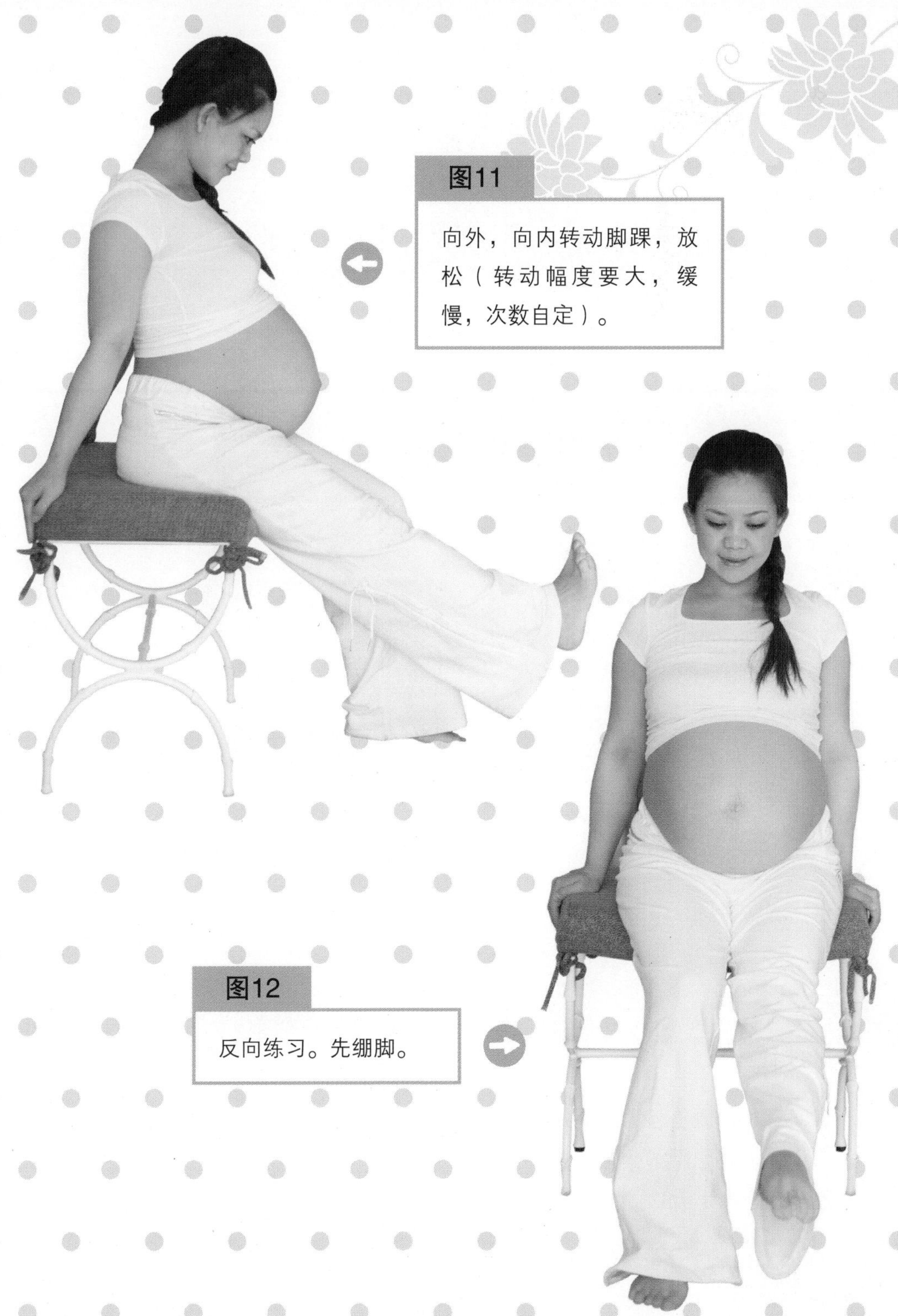

图11

向外，向内转动脚踝，放松（转动幅度要大，缓慢，次数自定）。

图12

反向练习。先绷脚。

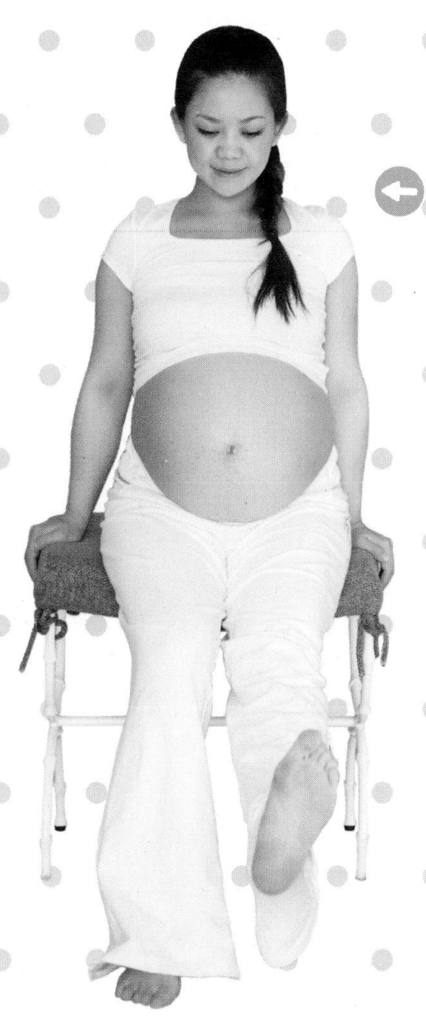

图13

勾脚，踝关节环绕，放松。

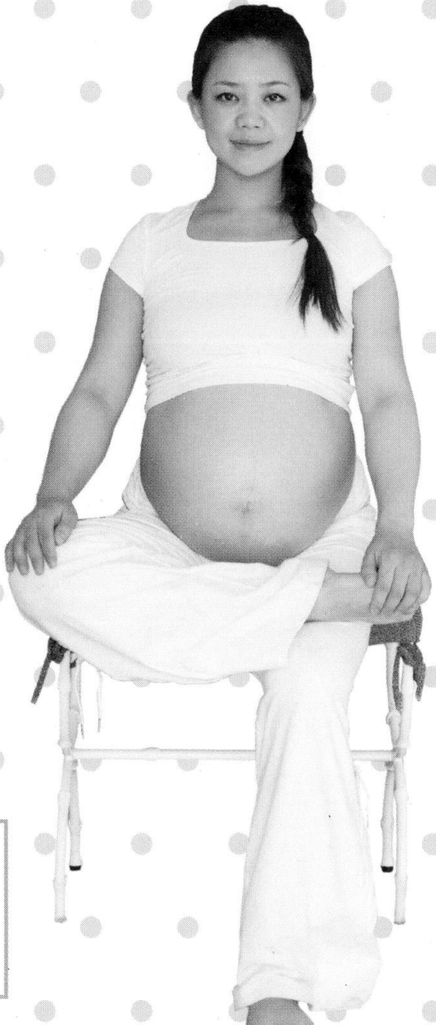

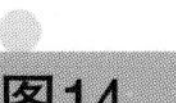

图14

回正，将右腿抬起，脚踝贴在左侧膝盖上方，挺胸拔背（能够很好的缓解膝关节疲劳）。

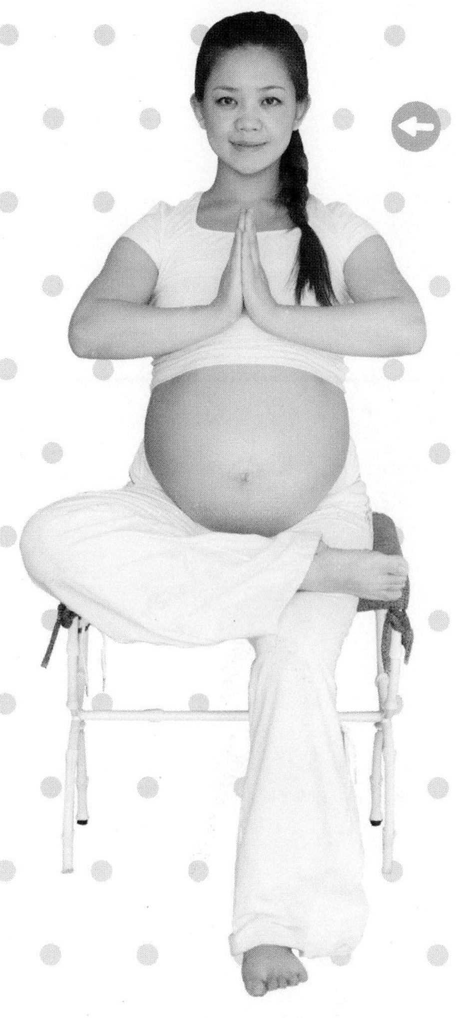

图15

手合掌，自然呼吸。

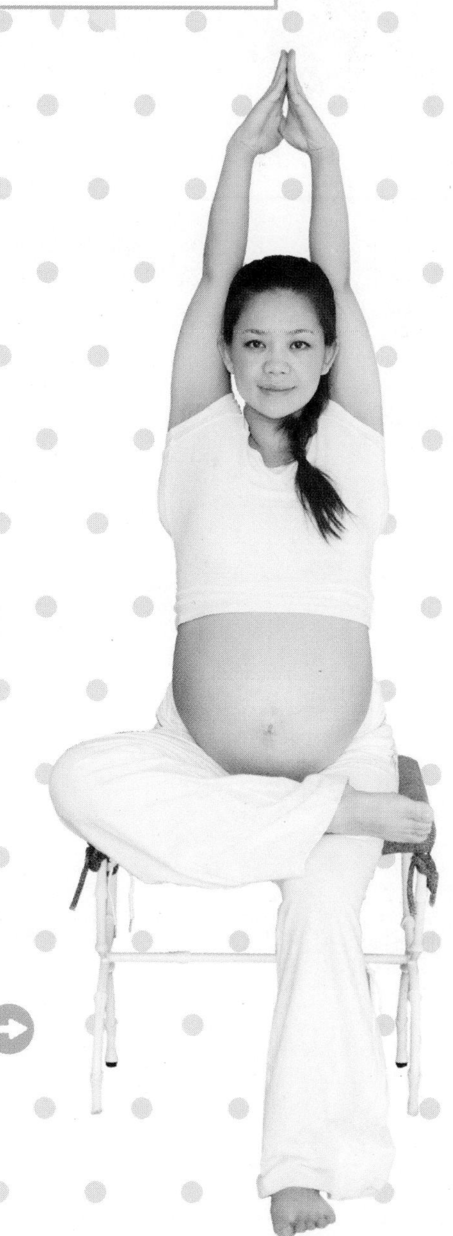

图16

手臂上伸展，胯部放松。

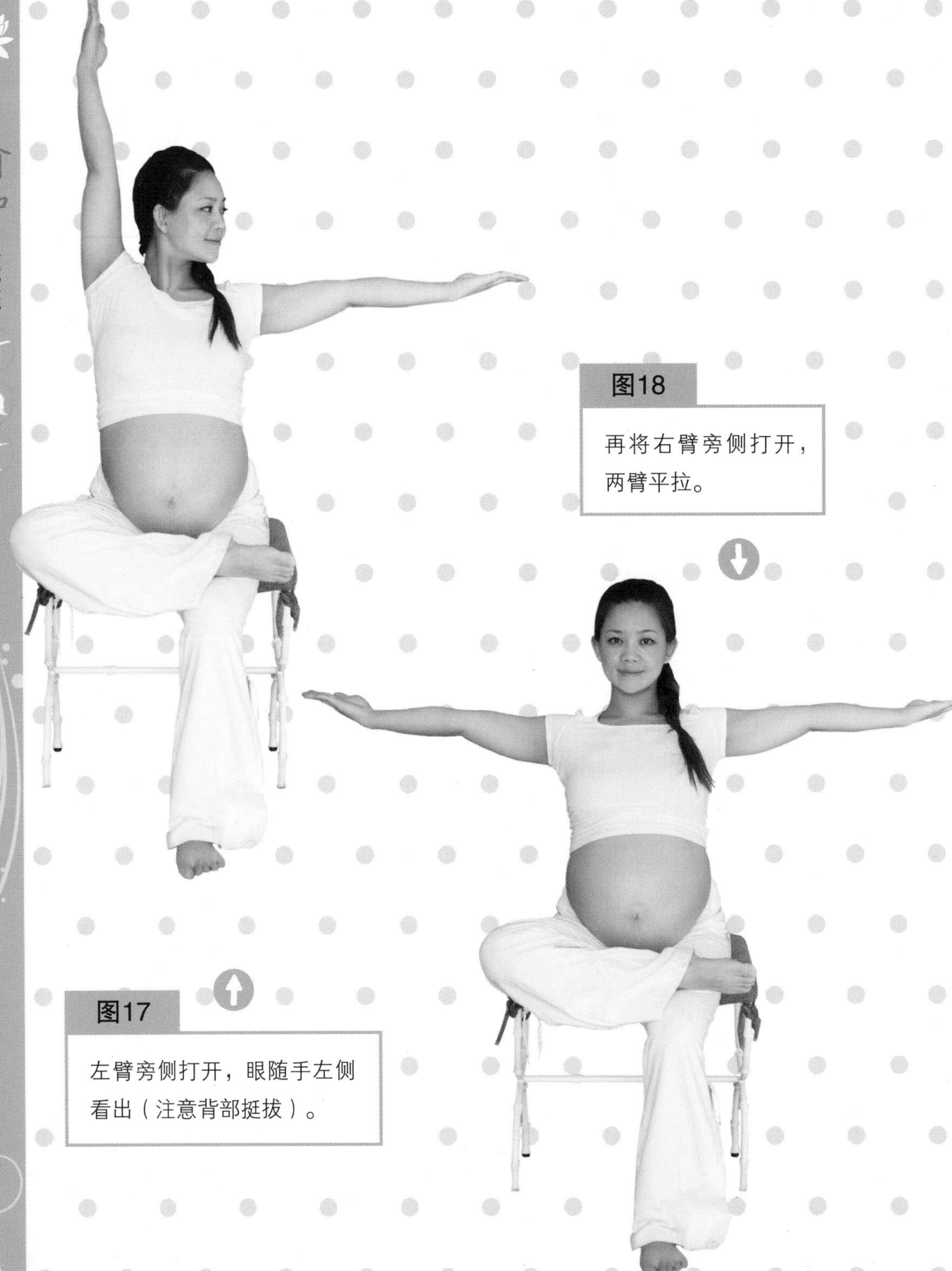

图18

再将右臂旁侧打开，
两臂平拉。

图17

左臂旁侧打开，眼随手左侧
看出（注意背部挺拔）。

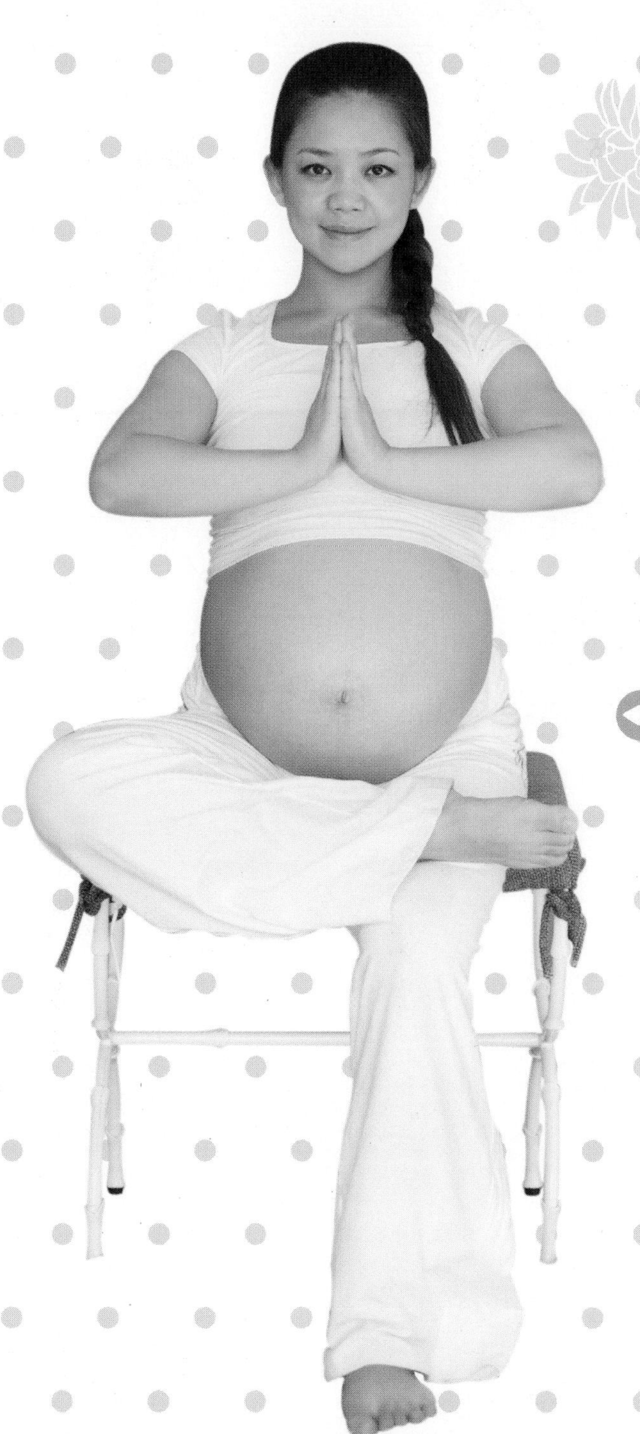

图19

收回合掌，调整气息。

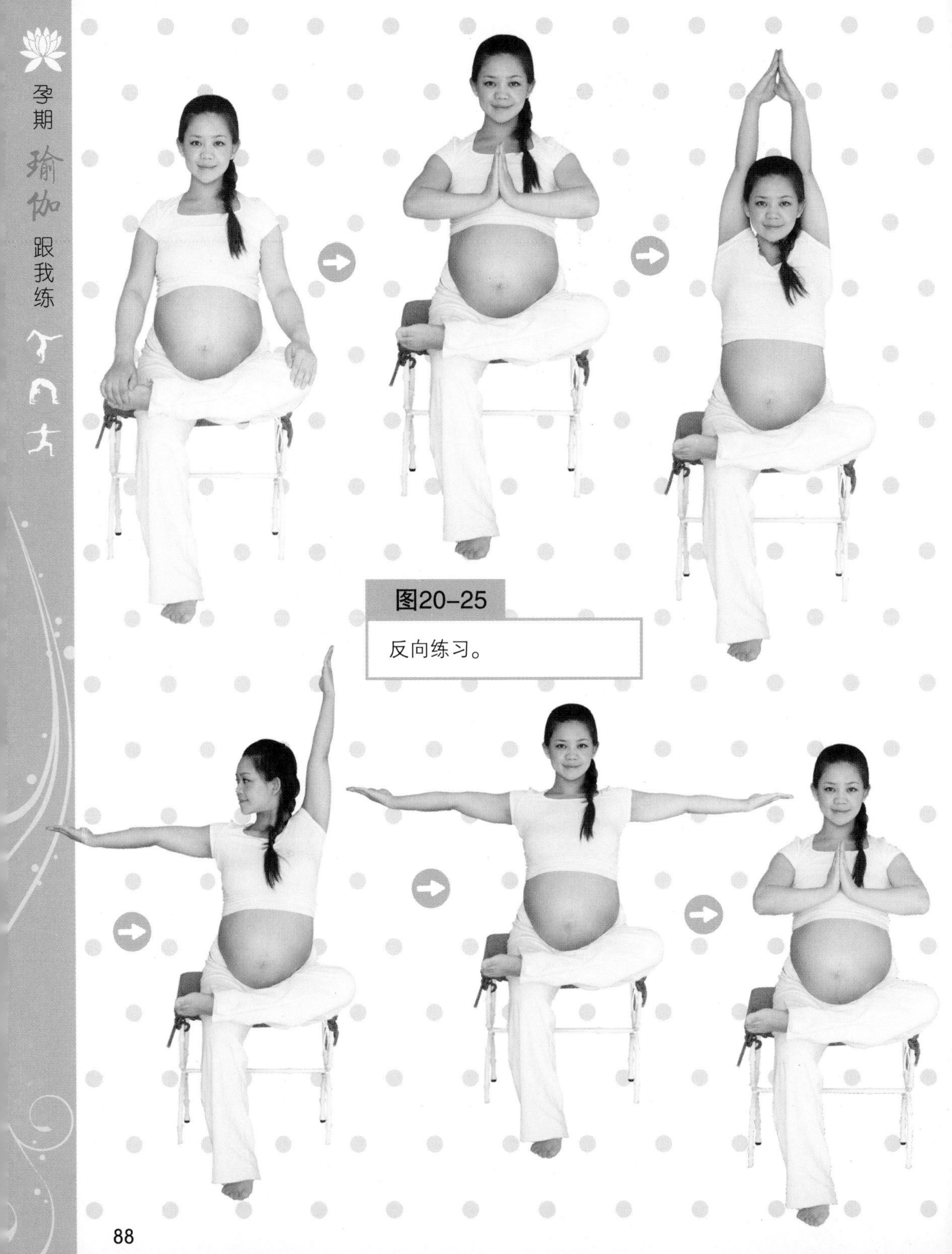

图20–25

反向练习。

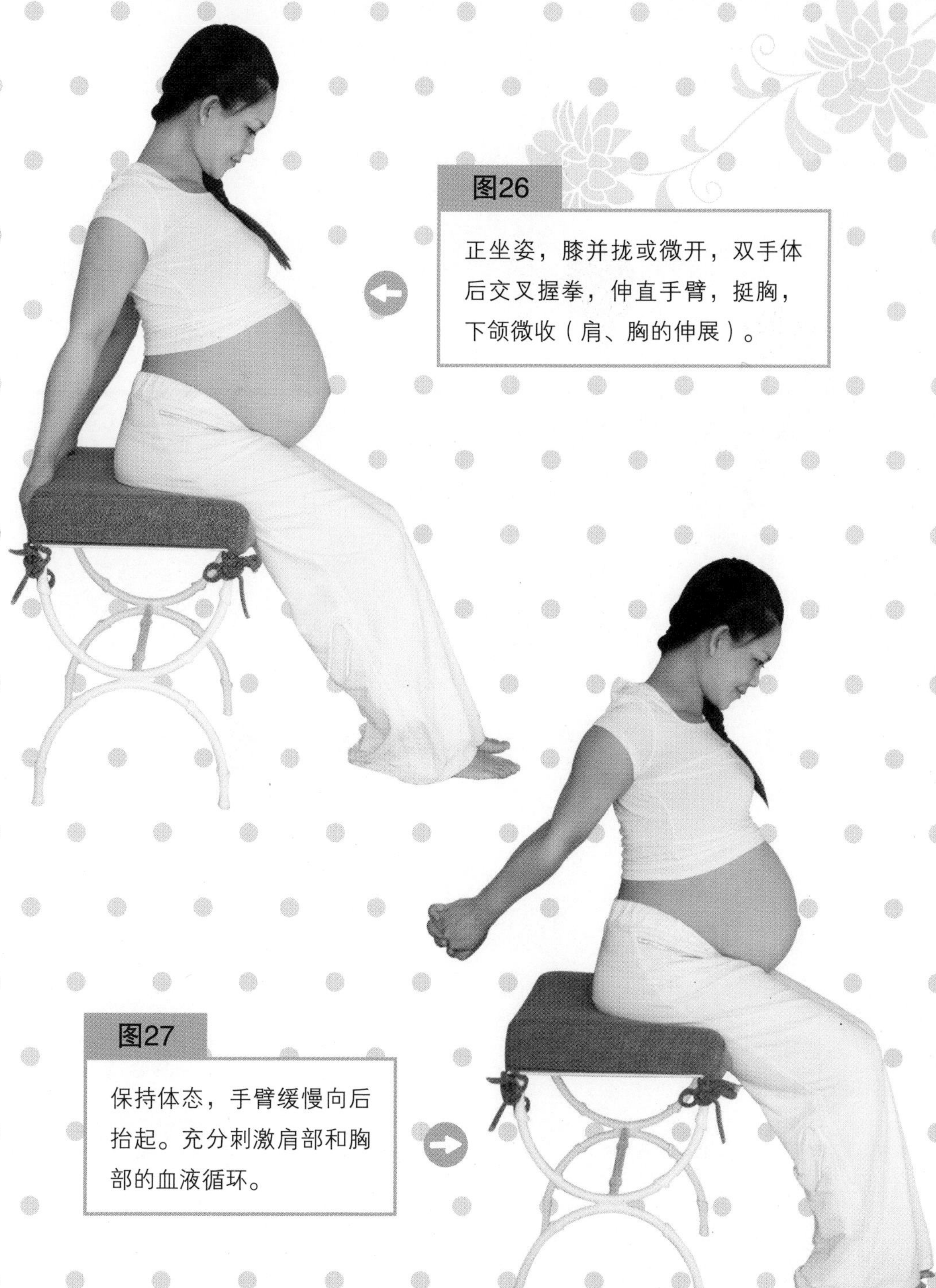

图26

正坐姿，膝并拢或微开，双手体后交叉握拳，伸直手臂，挺胸，下颌微收（肩、胸的伸展）。

图27

保持体态，手臂缓慢向后抬起。充分刺激肩部和胸部的血液循环。

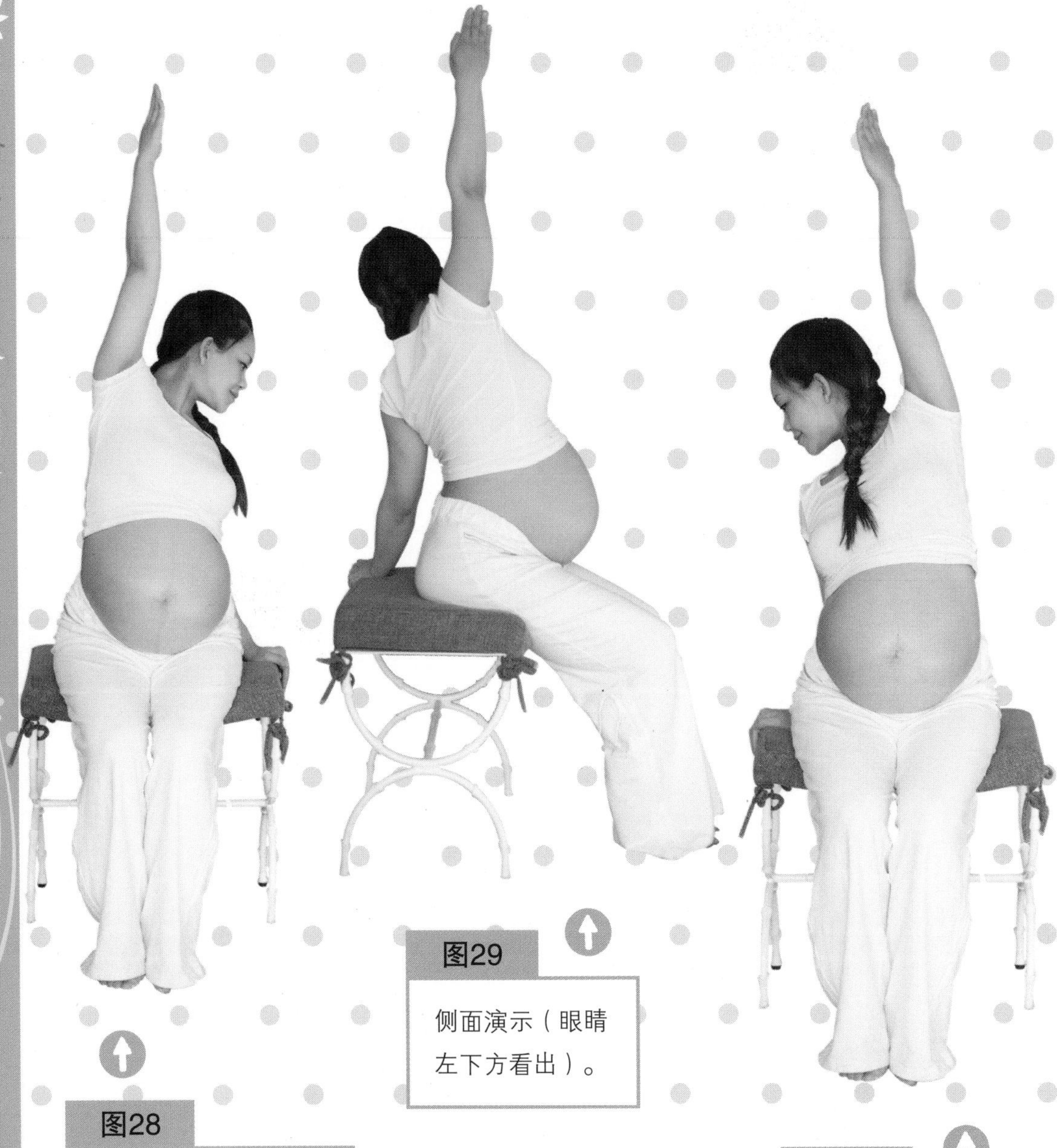

图28

回正，左手扶座椅，右臂向上抬起垂直地面，带动腰、腹、胸的转动。

图29

侧面演示（眼睛左下方看出）。

图30

反向练习

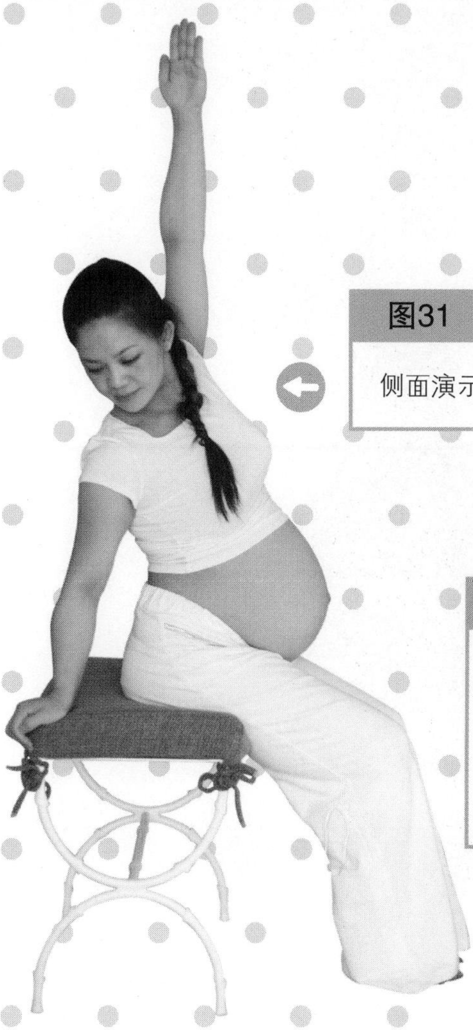

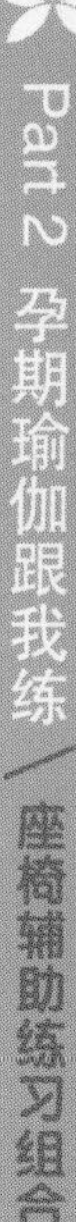

图31

侧面演示。

图32

收回正坐姿，合掌，调整呼吸，结束练习。

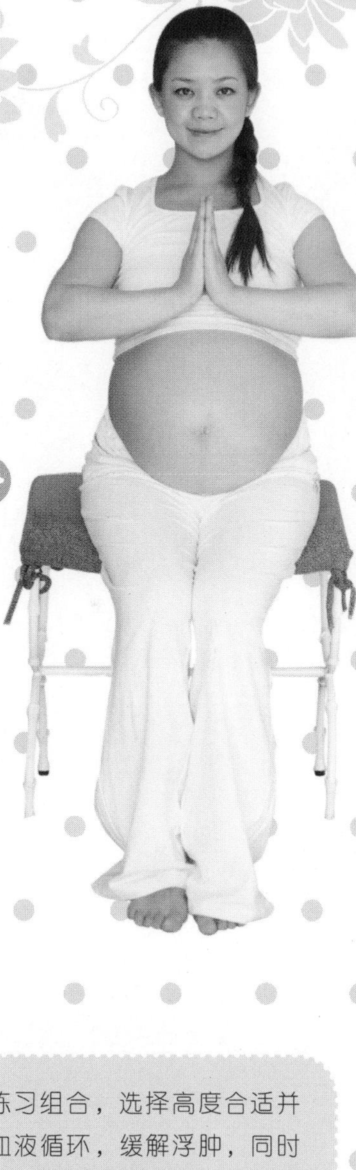

我的提示

这是专门针对孕晚期和办公室孕妈咪设计的练习组合，选择高度合适并稳定的座椅。每天坚持练习一遍，能够促进下肢血液循环，缓解浮肿，同时纠正上肢因腹重造成的不良姿势。孕晚期身体关节的保健尤其重要，保持一定的活动量，对即将面临的产褥期身体能量恢复打下很好的基础。

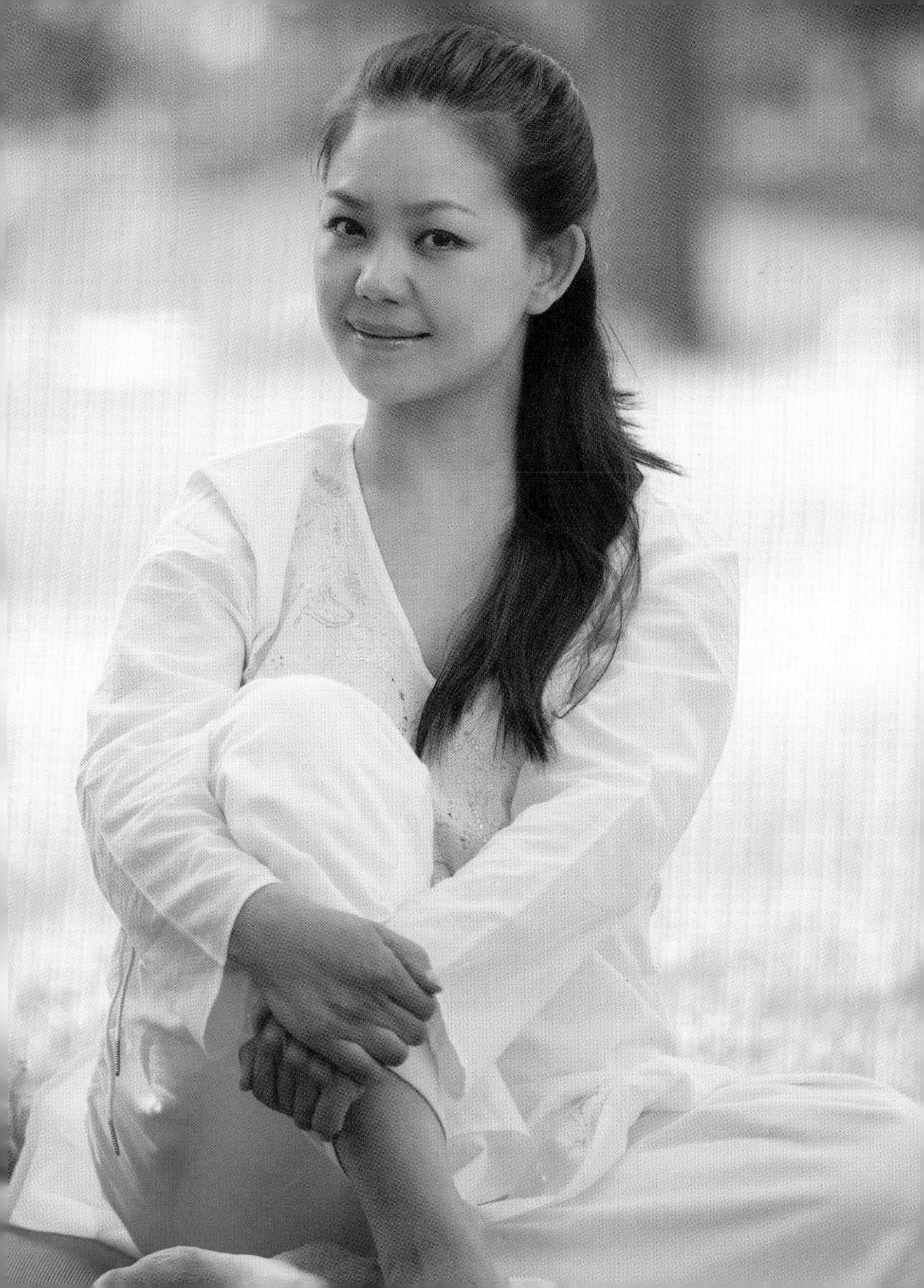

平静待产

结束语

转眼间，10个月的孕程很快要结束了，可爱的宝宝即将出生，此时妈咪正怀着幸福的期盼等待和宝宝进行深情的第一次会面。

将要出生的宝宝显得格外淘气，活泼好动的他显然在狭小的子宫里感到委屈了，要有更大的空间才能施展开拳脚。于是他会自然的选择合适的出口，等待着来到这美丽多彩的世界。

临产的几周里，妈咪的心绪更应该保持稳定。良好的待产心态，是顺利分娩的前提。不必焦虑，不必害怕，经过10个月的孕育，一个健康又漂亮的小婴儿马上来到你温暖的怀抱。那份亲情，那种幸福，只有当了妈妈才有深刻体会。放松一下吧，找个安静的空间，只有你和宝宝的空间，尽情享受宝宝最后在腹中的短暂时日。一旦宝宝出生，他将是独立的个体，有自己的思想，不再是那个依附于妈妈胎盘生存的小生命了。

每天坚持15分钟的瑜伽呼吸法和束角式开胯练习，为分娩时的呼吸及产力做好充分的准备。播放一段优雅动听的旋律，选择蒲公英式呼吸法，束角坐姿，脚心相对，胯自然打开，放松胯根处和腹股沟。两手放于两膝或向后撑地，平静自然地呼吸，尽量张开大腿内侧。或闭目养神，或注视腹部宝贝胎动，心中充满幸福和安详感。可以先做几次骨盆底肌提升练习，为分娩时产力作准备。配合呼吸，吸气时主动收紧会阴及肛门处，让收缩的阴道肌肉刺激骨盆底肌向上提升并充满弹性。随着呼气再慢慢放松，反复几次练习后，进入瑜伽简易冥想。想象宝宝可爱的小模样，纯净的眼神中期待着妈妈的呵护和爱……

孕期最后阶段，保持愉快的心情，按时进行孕检。小宝宝就像即将长熟的瓜果，随时都有可能降临呢！虔诚地期待妈咪和宝宝第一面平安、幸福的难忘瞬间！

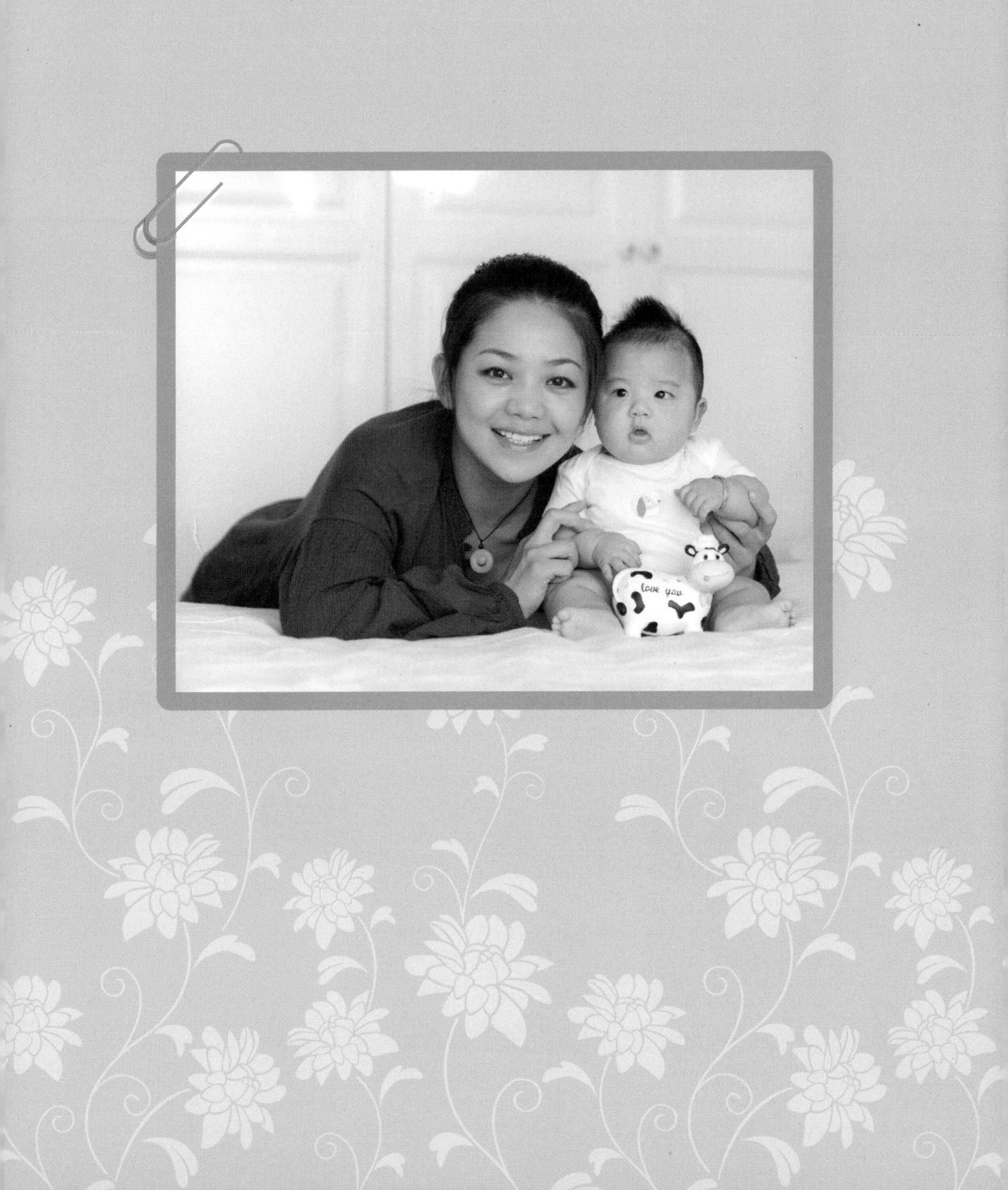
love you

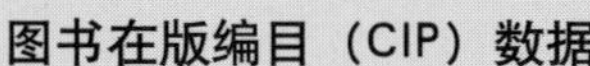
图书在版编目（CIP）数据

孕期瑜伽跟我练／张海超主编.－北京：中国人口出版社，2013.3

ISBN 978-7-5101-1622-3

Ⅰ.①孕… Ⅱ.①张… Ⅲ.①孕妇－瑜伽－基本知识 Ⅳ.①R247.4

中国版本图书馆CIP数据核字（2013）第023110号

孕期瑜伽跟我练

张海超 主编

出版发行	中国人口出版社
印　　刷	大厂正兴印务有限公司
开　　本	710×1020　1/16
印　　张	6
字　　数	50千字
版　　次	2013年5月第1版
印　　次	2013年5月第1次印刷
书　　号	ISBN 978-7-5101-1622-3
定　　价	28.80元

社　　长	陶庆军
网　　址	www.rkcbs.net
电子信箱	rkcbs@126.com
电　　话	(010)83519390
传　　真	(010)83519401
地　　址	北京市宣武区广安门南街80号中加大厦
邮　　编	100054